Ayuno intermitente y dieta cetogénica

Una guía esencial sobre IF y Keto, que incluye increíbles consejos para activar la autofagia y para entrar en la cetosis

© **Copyright 2019**

Todos los derechos reservados. Ninguna parte de este libro puede reproducirse de ninguna forma sin permiso por escrito del autor. Los revisores pueden citar breves pasajes en las revisiones.

Aviso Legal: ninguna parte de esta publicación puede ser reproducida o transmitida de ninguna forma o por ningún medio, mecánico o electrónico, incluyendo fotocopias o grabaciones, ni por ningún sistema de almacenamiento y recuperación de información, ni transmitida por correo electrónico sin permiso por escrito del editor.

Si bien se han realizado todos los intentos para verificar la información proporcionada en esta publicación, ni el autor ni el editor asumen ninguna responsabilidad por errores, omisiones o interpretaciones contrarias de la materia en este documento.

Este libro es sólo para fines de entretenimiento. Las opiniones expresadas son las del autor solo y no deben tomarse como instrucciones u órdenes de expertos. El lector es responsable de sus propias acciones.

El cumplimiento de todas las leyes y regulaciones aplicables, incluidas las leyes internacionales, federales, estatales y locales que rigen las licencias profesionales, las prácticas comerciales, la publicidad y todos los demás aspectos de hacer negocios en los EE. UU., Canadá, el Reino Unido o cualquier otra jurisdicción, es responsabilidad exclusiva del comprador o del lector.

Ni el autor ni el editor asumen responsabilidad u obligación alguna en nombre del comprador o lector de estos materiales. Cualquier percepción leve de cualquier individuo u organización es puramente involuntario.

Índice

PRIMERA PARTE: AYUNO INTERMITENTE 0

INTRODUCCIÓN 1

CAPÍTULO 1: ¿QUÉ ES EL AYUNO INTERMITENTE? 3

    La Historia del Ayuno 4
    Puntos Básicos del Ayuno Intermitente 5
    ¿Debe preocuparse por la Inanición? 6
    ¿Quién es el más beneficiado del ayuno intermitente? 8
    ¿Existe alguna persona que no deba hacer ayuno intermitente? 8

CAPÍTULO 2: ¿CÓMO AYUDA EL AYUNO INTERMITENTE A QUEMAR GRASAS Y PERDER PESO? 10

    El Ayuno Intermitente contribuye a la pérdida de peso y facilita la alimentación saludable. 14

.CAPÍTULO 3: EL ARTE OF AUTOFAGIA:¿CÓMO PUEDE AYUDAR EL AYUNO INTERMITENTE A LIMPIAR SU CUERPO? 15

    ¿Cómo se activa el proceso de la Autofagia? 16
    Un proceso estrictamente controlado. 17

CAPÍTULO 4: DIFERENTES TIPOS DE AYUNO 19

    El Método 16/8 19
    Eat Stop Eat: Comer Parar de comer Comer 20
    La Dieta 5:2 20
    La Dieta del Guerrero 21
    La Limpieza Maestra o Master Cleanse 22

CAPÍTULO 5: ¿CUÁL ES LA DIFERENCIA ENTRE AYUNO INTERMITENTE, AYUNO EN DÍAS ALTERNOS Y AYUNO EXTENDIDO? 24

- Ayuno Intermitente 24
- El Ayuno en Días Alternos 25
- El Ayuno Extendido 26

CAPÍTULO 6: EL AYUNO INTERMITENTE Y LA MEJORÍA DE LA SENSIBILIDAD A LA INSULINA 29

- ¿Qué es la Resistencia a la Insulina? 30
- ¿Cómo afecta el ayuno intermitente a sus niveles de insulina? 31
- ¿Cuánto tiempo necesita permanecer en ayuno para disminuir los niveles de insulina? 33

CAPÍTULO 7: EL AYUNO INTERMITENTE Y LA REDUCCIÓN DE LOS NIVELES DE INFLAMACIÓN DEL CUERPO 36

- ¿Es posible reducir la inflamación con el ayuno intermitente? 37
- ¿Cómo ayuda el ayuno intermitente a reducir la inflamación? 38
- ¿Qué dicen las investigaciones sobre el tema? 40

CAPÍTULO 8: REDUCCIÓN DE LOS TRIGLICÉRIDOS Y DE LOS NIVELES DE COLESTEROL 42

- ¿Cómo puede afectar el ayuno a sus niveles de colesterol? 43
- ¿Cuáles son las formas de reducir su colesterol? 44

CAPÍTULO 9: EL AYUNO INTERMITENTE Y LA SALUD DE SU CORAZÓN 46

- ¿Cómo ayuda el ayuno intermitente a la circulación y a la salud de su corazón? 46
- ¿Cómo puede desarrollarse una enfermedad cardiovascular? 48
- ¿El ayuno intermitente es capaz de reducir el riesgo de desarrollar una enfermedad cardiovascular? 49

CAPÍTULO 10: EL AYUNO INTERMITENTE Y EL CÁNCER 52

- ¿Cómo el Ayuno Intermitente puede ayudarle a combatir el cáncer? 52
- ¿El Ayuno Intermitente puede ayudarle con el cáncer de mama? 54
- ¿El ayuno puede ayudar a reducir los efectos secundarios de la quimioterapia? . 56

CAPÍTULO 11: EL AYUNO INTERMITENTE Y LA EPILEPSIA 58

- ¿Qué es la Epilepsia? 58
- La Dieta Cetogénica y la quema de grasas 59

CAPÍTULO 12: EL AYUNO INTERMITENTE MEJORA SU MENTE Y LE AYUDA A PREVENIR LAS ENFERMEDADES NEURODEGENERATIVAS 62

- El mal de Alzheimer y el Ayuno Intermitente 64
- Ayuda a combatir la Depresión 64

CAPÍTULO 13: ¿EL AYUNO INTERMITENTE TIENE EFECTOS SECUNDARIOS NEGATIVOS? 68

CAPÍTULO 14: HOMBRE VS. MUJERES: ¿POR QUÉ LAS MUJERES DEBEN AYUNAR DE FORMA DIFERENTE A LOS HOMBRES? 73

¿QUÉ LE SUCEDE A LAS HORMONAS DE LAS MUJERES MIENTRAS AYUNAN? 74
¿POR QUÉ EL AYUNO INTERMITENTE PARECE AFECTAR MÁS A LAS MUJERES QUE A LOS HOMBRES? 75
¿HAY ALGÚN MOMENTO EN EL QUE USTED DEBA DEJAR DE HACER UN AYUNO INTERMITENTE? 76

CAPÍTULO 15: ¿QUÉ DEBE ESPERAR CUANDO COMIENCE UN AYUNO? 78

CAPÍTULO 16: MANTENER EL AYUNO: ¿QUÉ ESTÁ PERMITIDO DURANTE EL AYUNO? 82

EL ESTADO DE AYUNO 83
LA DIETA 5:2 Y EL AYUNO EN DÍAS ALTERNOS MODIFICADO 84

CAPÍTULO 17: ¿CÓMO PUEDE USTED SEGUIR SU PROGRESO MIENTRAS AYUNA? 86

TOME FOTOS DE SU PROGRESO 86
UTILICE LA CINTA MÉTRICA. 88
¿CUÁNTA ENERGÍA POSEE USTED AHORA? 89
SUS INDICADORES DE SALUD. 90
MIDA LA GRASA DE SU CUERPO. 90
PRUÉBESE ROPA VIEJA. 91
UTILICE LA BÁSCULA. 91

CAPÍTULO 18: ¿USTED DEBE HACER EJERCICIO MIENTRAS AYUNA? 93

LEVANTAMIENTO DE PESAS Y EL AYUNO INTERMITENTE 94
¿ES UNA BUENA IDEA INCLUIR HIIT EN SU PLAN DE EJERCICIOS? 95
¿USTED DEBE PREOCUPARSE POR PRESERVAR SU MASA MUSCULAR DURANTE UN AYUNO INTERMITENTE? 95

CAPÍTULO 19: ¿QUÉ SUCEDE SI USTED NO VE LOS RESULTADOS DE SU AYUNO? 97

CONCLUSIÓN 103

SEGUNDA PARTE: LA DIETA KETO 105

INTRODUCCIÓN 106

CAPÍTULO 1: ¿QUÉ ES LA DIETA CETOGÉNICA? 108

Las células mitocondriales esenciales 109
El Índice Macro o Macro Ratio 115

Tipos de Dietas Cetogénicas *118*
Los Micronutrientes *121*
La Seguridad de la Dieta Cetogénica *124*

CAPÍTULO 2: ¿POR QUÉ ESCOGER EL ESTILO DE VIDA KETO? **126**

Pérdida de Peso *126*
Disminuye su Colesterol *127*
Reduce el Envejecimiento *128*
Trata la Epilepsia y las Convulsiones No epilépticas *129*
Reduce su Riesgo de Cáncer *130*
Trata el Mal de Alzheimer *131*
Reduce los Síntomas del Síndrome de Ovario Poliquístico *133*
Ayuda en el Manejo de la Esclerosis Múltiple *134*
Alivia los Síntomas de las Enfermedades Mentales *134*

CAPÍTULO 3: EL PROCESO DE CETOSIS **137**

¿Qué es la Cetosis? *137*
La Gripe Keto *138*
Seguimiento de los Niveles de Cetona *143*
Descripción general de lo que puede esperar *143*

CAPÍTULO 4: INCREÍBLES CONSEJOS Y TRUCOS CETOGÉNICOS **145**

Limite los Carbohidratos *145*
Vida Activa *146*
Incluya Aceite de Coco o de MCT *146*
Dele Prioridad al Sueño *147*
Cocine grandes lotes de Comida *149*
Obtenga sus Carbohidratos de los Vegetales *150*
Invierta en una Balanza de Cocina *150*
Tome Cetonas Exógenas *151*
Mantenga a mano los Bocadillos *151*
Comer fuera durante la Dieta Cetogénica *151*

CAPÍTULO 5: EMPAREJE EL EJERCICIO CON LA DIETA CETOGÉNICA ... **153**

Ejercicios de Estiramiento y Flexibilidad *155*
Aerobics y Cardio *156*
Entrenamiento con Intervalos de Alta Densidad (HIIT) *157*
Fisicoculturismo *159*

CAPÍTULO 6: LA DIETA CETOGÉNICA Y EL AYUNO INTERMITENTE **160**

Pérdida de Peso *161*
Disminuye el Proceso de Envejecimiento *161*
Incrementa la Hormona de Crecimiento *161*
Reduce la Inflamación *162*

Trata la Resistencia a la Insulina *162*
Reduce la Pérdida de Masa Muscular *163*
Aumenta la Función Cerebral *163*
Mejora la Salud del Corazón *163*
Aumenta los Niveles de Energía *164*
Incrementa las Células Cerebrales *165*
Reduce el Riesgo de Cáncer y lo Trata *165*
Fundamentos del Ayuno Intermitente *165*

CAPÍTULO 7: VEGANO, VEGETARIANO O DIETA KETO SIN LÁCTEOS **170**

Desmintiendo el Mito de la Soya *170*
La Importancia de los Fitonutrientes *171*
Fuentes de Proteínas Veganas: *174*

CAPÍTULO 8: ¿QUÉ COMIDAS PUEDE DISFRUTAR Y CUÁLES EVITAR? **180**

Comidas que puede comer: *180*
Alimentos que no debe consumir: *187*

CAPÍTULO 9: LISTA DE COMPRAS CETOGÉNICA **190**

Frutas y Vegetales: *190*
Lácteos: *193*
Nueces y Semillas: *194*
Proteínas: *195*
Grasas: *196*
Misceláneos: *196*

CAPÍTULO 10: UN PLAN CETOGÉNICO DE COMIDAS DE 21 DÍAS **198**

Semana Uno: *198*
Semana Dos: *200*
Semana Tres: *202*

CAPÍTULO 11: PREPARACIÓN DE COMIDAS CETOGÉNICAS **205**

¿Por qué hacer un Plan lde Preparación de Comidas? *205*
¿Cómo Planificar y Preparar sus comidas? *207*
Equipo Útil: *209*

CAPÍTULO 12: PREGUNTAS FRECUENTES SOBRE KETO **217**

¿Tiene que darle seguimiento a sus Macros? *217*
¿Por qué no está perdiendo peso? *218*
¿La Dieta Cetogénica es una moda pasajera? *218*
¿La Dieta Cetogénica es segura? *218*
¿Es la dieta baja en carbohidratos lo mismo que la dieta cetogénica? *218*
Su doctor quiere que gane peso, ¿es la dieta cetogénica para usted? *219*
¿Cuánto tiempo se tarda en entrar en la cetosis? *219*

¿Cuántos Carbohidratos puede comer? *219*
¿Cuánto tiempo puede permanecer en la Dieta Cetogénica? *220*
¿Cómo se combate la fatiga durante la Gripe Keto? *220*
¿Cuáles deben ser sus niveles de Cetonas? *221*
¿Por qué tiene Dolores de Cabeza? *221*

CONCLUSIÓN **223**

Primera Parte: Ayuno Intermitente

¿Cómo perder peso, quemar grasa y aumentar su claridad mental sin tener que renunciar a todos sus alimentos favoritos?

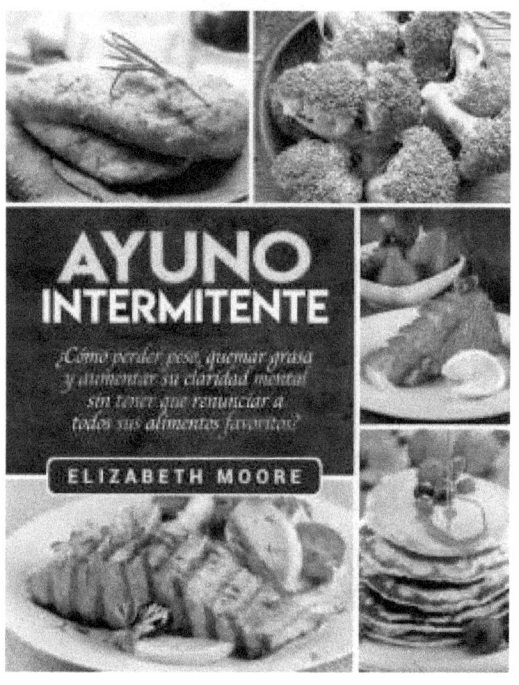

Introducción

A veces puede ser difícil saber cuál es la mejor opción para usted con todos los diferentes tipos de planes de dieta que existen. A algunas personas les gusta la idea de la dieta cetogénica y comer grasas buenas para promover una gran cantidad de pérdida de grasa. A otros les gusta elegir un plan de dieta que les ayude a bajar su presión arterial y reducir su consumo de sal. También hay opciones que son bajas en grasa y altas en carbohidratos, opciones para la limpieza y mucho más. ¿Pero cuál es la mejor para usted?

Gran parte de esta guía estará enfocada al análisis del ayuno intermitente y todos los beneficios que pueden obtenerse al seguir este plan de alimentación. El ayuno intermitente fomenta la alimentación saludable y limita los alimentos procesados y basura que son comunes en la dieta estadounidense. Sin embargo, lo más importante es que el ayuno intermitente se centra en cambiar la forma y los tiempos en que usted come.

Lo ideal es permitir que el cuerpo realice ayunos a corto plazo durante la semana. Esto puede ayudar a limpiar el cuerpo, acelerar el metabolismo y naturalmente, ayudarle a reducir la cantidad de calorías que consume durante la semana. Dado que existen diferentes opciones en cuanto al tipo de ayuno intermitente que usted puede elegir, asegúrese de encontrar el método que mejor se adapte a sus necesidades.

Esta guía le proporcionará todo lo que usted necesita saber para comenzar con el ayuno intermitente. Exploraremos qué es el ayuno intermitente, cómo comenzar, algunos de los diferentes métodos que acompañan al ayuno intermitente y algunos de los beneficios y efectos secundarios que acompañan a este tipo de plan de alimentación. El ayuno intermitente puede ser una forma diferente de comer que le proporcionará algunos beneficios sorprendentes.

Las normas del ayuno son bastante simples de seguir y es una excelente manera de mejorar casi todos los aspectos de su salud. Además de ayudarle a perder peso y grasa abdominal, el ayuno intermitente puede ayudarle a quemar grasa, combatir algunos tipos de cáncer, reducir sus niveles de insulina, ayudarle a mantener la agudeza mental, combatir y prevenir la diabetes y mucho más. Todo lo que usted necesita es ajustar las horas en las que come durante el día.

El ayuno intermitente ha demostrado ser eficaz para ayudar a muchas personas a perder peso y sentirse mejor. Si bien algunos de los resultados son similares a lo que se obtienen con la restricción calórica continua, el ayuno intermitente es a menudo más fácil de seguir que este último e incluso puede ayudarlo a mantener más masa muscular magra durante el proceso.

¡Tómese un tiempo para leer esta guía y aprender todo lo que necesita saber acerca del ayuno intermitente!

Capítulo 1: ¿Qué es el Ayuno Intermitente?

Si bien hay muchos planes de dieta diferentes, el ayuno intermitente suele ser un método más efectivo para ayudarle a trabajar en su salud y perder peso. Este método puede hacer mucho por su cuerpo y las reglas son bastante simples.

Cuando usted esté ayunando debe enfocarse en comer alimentos saludables, pero no hay requisitos estrictos sobre los alimentos que usted debe comer. Con esta opción, usted se enfocará más en separar su día en dos períodos, uno para comer y otro para ayunar o abstenerse de comer. El segundo período, su ventana de ayuno, debe ser más largo de lo normal para ayudarlo a controlar mejor sus hábitos alimenticios y las calorías que ingiere cada día para mejorar su salud.

El ayuno intermitente y sus diferentes métodos han crecido en popularidad. Con todos los excelentes beneficios para la salud y la relativa facilidad con que las personas pierden peso en este plan de alimentación, no es de extrañar que todos deseen probarlo. ¡Echemos un vistazo a algunos de los conceptos básicos que usted debe conocer sobre el ayuno intermitente, antes de continuar con el análisis de los beneficios, cómo comenzar y mucho más!

La Historia del Ayuno

El ayuno no es una idea nueva. Ha existido durante miles de años. Pitágoras ensalzó las virtudes del ayuno, Santa Catalina de Siena practicó el ayuno y Paracelso, un médico durante el Renacimiento, llamó al ayuno "un médico dentro de todos nosotros". El ayuno, de una forma u otra, es una tradición distinguida y, a lo largo de los siglos, los que la siguen afirman que el ayuno puede traer renovación espiritual y física.

En las culturas primitivas la gente debía ayunar antes de ir a la guerra. También fue considerado un ritual de mayoría de edad en muchas culturas. Si la gente estaba preocupada por una deidad enojada a menudo se requería un ayuno, y los norteamericanos lo harían como una ceremonia para evitar problemas como el hambre.

Muchas de las principales religiones del mundo han implementado el ayuno como parte de sus rituales. Puede ser utilizado como una forma de autocontrol y penitencia o promulgado para grandes eventos religiosos. Por ejemplo, el judaísmo tiene varios días de ayuno cada año, incluido el Día de la Expiación y Yom Kippur. En el Islam, los seguidores ayunan durante el mes de Ramadán. La ortodoxia de Pascua y los católicos romanos seguirán un ayuno de 40 días durante la Cuaresma.

Mientras que el ayuno ha sido comúnmente asociado con prácticas religiosas y culturales en el pasado, en algunas ocasiones el ayuno también se usaba para otras cosas. Por ejemplo, a menudo se ha utilizado como una herramienta de protesta política. Mahatma Gandhi y los sufragistas se sometieron a 17 ayunos durante la lucha por la independencia de India.

Durante el siglo XIX, una práctica conocida como ayuno terapéutico se hizo popular para prevenir y tratar, cuando se realizaba bajo supervisión médica. Esto se convirtió en algo que creció con el Movimiento de Higiene Natural y sigue siendo popular hoy en día. Esto fue visto como una forma natural de ayudar a limpiar el cuerpo y prevenir enfermedades sin tener que preocuparse tanto por tomar medicamentos que podrían causar muchos efectos secundarios y dañar el cuerpo.

Hoy en día hay muchas razones por las cuales alguien se sometería a un ayuno. Pueden elegir hacerlo como parte de su religión, para protestar en contra de algo con lo que no están de acuerdo o como una manera de limpiar sus cuerpos y ayudarles a perder peso. El ayuno tiene una larga historia y muchos usos diferentes, lo que lo convierte en la opción perfecta cuando usted esté listo para realizar algunos cambios en su dieta y estilo de vida.

Puntos Básicos del Ayuno Intermitente

El ayuno intermitente se trata principalmente de la hora a la que usted come, aunque los alimentos que consume durante el ayuno pueden ser importantes también. Con una dieta tradicional estadounidense, usted puede comer fácilmente durante todo el día. Muchas personas comienzan con el desayuno, toman un refrigerio a media mañana, un almuerzo, otro refrigerio, una gran cena, e incluso otro refrigerio antes de acostarse. Incluso hay algunos planes de alimentación saludables que recomiendan comer cinco o seis veces al día para ayudarle a perder peso.

Todos estos planes de dieta terminan permitiéndole comer demasiadas calorías durante el día. Usted está alimentando su cuerpo con un suministro constante de energía en forma de glucosa, pero la mayor parte no se utiliza y, con el tiempo, luego se almacena como grasa corporal adicional. Nos sumergimos en un mal ciclo de comer un montón de carbohidratos y calorías y aún queremos más. Este ciclo lo hará ganar peso y le causará toda una serie de afecciones de salud.

Con el ayuno intermitente su objetivo será cambiar este ciclo. Usted aprenderá a limitar sus ventanas para comer y no estará comiendo todo el tiempo. Esto puede ayudarle a reducir las cantidades que ingiere y, naturalmente, puede conducir a la pérdida de peso. Hay diferentes opciones de ayuno intermitente. Algunos métodos de ayuno le exigirán que permanezca 24 horas sin comer, otros que tenga unos pocos días a la semana donde solo consuma 500 calorías, y otros consistirán en hacer ayunos más pequeños todos los días, lo que limita su ventana para comer a ocho horas aproximadamente.

Usted estará limitando la cantidad de veces en las que puede comer durante el día, sin importar el método de ayuno que elija. Esto resultará en un consumo menor de calorías, pérdida de peso más fácil y más tiempo para disfrutar de la vida. ¡Piense en toda la libertad que obtendrá simplemente eliminando algunas de las comidas que debe planificar y preparar cada semana!

Cuando realice un ayuno intermitente deberá considerar el plan de dieta a seguir. A muchas personas les gusta la dieta cetogénica porque ayuda a aumentar la quema de grasa asociada al ayuno. Sin embargo, muchos otros planes de dieta también pueden funcionar con ayunos intermitentes. No trate de comenzar sin un plan de dieta. No hay un plan de dieta asociado con el ayuno, pero si usted continúa ingiriendo demasiadas calorías y comiendo basura, será muy difícil que vea los resultados de su ayuno.

También hay diferentes métodos de ayuno que usted puede elegir dependiendo de qué tipo de ayuno intermitente desea. A algunas personas les gusta el ayuno en días alternos. A otras les gusta ayunar algunos días a la semana cuando están muy ocupadas. A otras les gusta hacer ayunos cortos cada día. Todos estos métodos pueden ser efectivos; usted solo tiene que elegir el que se ajuste a su horario y seguirlo.

¿Debe preocuparse por la Inanición?

Una preocupación común sobre el ayuno intermitente es que si usted practica este estilo de alimentación, pondrá a su cuerpo rápidamente en modo de inanición. La preocupación consiste en que estos pequeños ayunos serán suficientes para arruinar el metabolismo y dificultar la pérdida de peso o incluso el funcionamiento correcto del metabolismo. El mayor problema aquí es que esta preocupación se basa en la idea de que nuestros cuerpos no pueden manejar el estrés, e incluso pasar algunas horas sin comer puede hacer que todo se salga de orden. Esto es falso.

Piense en sus antepasados. ¿Ellos tenían comida a su disposición constantemente? ¿Tenían efectos metabólicos horribles cuando tenían que pasar algunos días sin comer debido a la hambruna o porque la comida era difícil de conseguir? No. Sus cuerpos y los nuestros se adaptaron para poder manejar esos momentos sin comida, lo cual los ayudó a ellos y a nosotros a sobrevivir.

Usted entra en inanición cuando pasa mucho tiempo sin comer. El cuerpo comienza a reconocer que no está recibiendo la nutrición que una vez recibió, por lo que desacelerará el metabolismo para mantenerlo vivo. Sin embargo, los estudios muestran que esto tarda en ocurrir 72 horas o más. El ayuno intermitente generalmente dura menos de 24 horas seguidas. Unos pocos llegan hasta las 36 horas, pero eso es todo.

Estos ayunos no serán lo suficientemente largos como para acercar a su cuerpo a la inanición. Por el contrario, durante estos ayunos cortos el cuerpo pasará más tiempo acelerando el metabolismo, quemando más calorías a medida que consume la glucosa disponible y luego consumirá las reservas de glucógeno también. Su cuerpo quemará más calorías de lo normal y no hay riesgo de entrar en el modo de inanición, debido a que el ayuno es muy corto y usted se concentrará en comer alimentos saludables y nutritivos durante las ventanas de comidas.

Es importante que usted se limite al ayuno que eligió y no exagere. Si no come alimentos saludables durante su ventana de comida, o elige comer muy pocas calorías durante ese tiempo y sus ayunos son demasiado largos, podría correr el riesgo de entrar en el modo de inanición con todos los problemas que esto conlleva. Sin embargo, si usted sigue bien su ayuno intermitente elegido y come los alimentos correctos, no tiene que preocuparse por este problema.

¿Quién es el más beneficiado del ayuno intermitente?

Casi todos pueden beneficiarse de un ayuno intermitente. El ayuno intermitente ayuda a acelerar el metabolismo, puede darle más energía, pone al cuerpo en modo de quema de grasa y, a menudo, puede resultar en pérdida de peso y beneficios para la salud, a diferencia de cualquier otro plan de dieta. Las personas que más se beneficiarán del ayuno intermitente son:

- Aquellos que quieran perder peso.
- Aquellos que quieran cambiar sus hábitos alimenticios.
- Levantadores de pesas y fisicoculturistas.
- Aquellos que quieren aprender a escuchar más a sus cuerpos e identificar cuándo tienen hambre, sed o necesitan lidiar con algo.
- Aquellos que quieren simplificarse la vida con menos comidas que planificar.
- Quienes quieran mejorar la salud de su corazón.
- Aquellos que quieren luchar contra la diabetes.
- Aquellos que buscan mantener el cerebro fuerte y trabajar bien.
- Quienes estén interesados en deshacerse de la grasa del vientre.

¿Existe alguna persona que no deba hacer ayuno intermitente?

Si bien un ayuno intermitente puede ser una excelente manera de ayudar a mejorar su salud y perder peso, algunas personas deben considerar no hacer un ayuno intermitente. Estas personas pueden experimentar problemas para obtener la cantidad correcta de nutrición durante el día en que ayunan y es posible que tengan que preocuparse por los medicamentos u otros problemas que el ayuno puede agravar. Las personas que deben considerar no hacer un ayuno intermitente, o al menos deben discutirlo con su médico con antelación son:

- Niños y adolescentes que aún están en desarrollo y crecimiento.

- Mujeres embarazadas.

- Mujeres en período de lactancia.

- Personas que hayan sido sometidas a alguna cirugía recientemente y que estén en período de recuperación.

- Personas con ciertos desórdenes alimenticios.

- Aquellos que estén por debajo de peso.

- Diabéticos que estén siendo controlados con insulina.

- El ayuno intermitente puede generar interacciones negativas con ciertos tipos de medicamentos. Asegúrese de discutir esto con su médico antes de comenzar.

- El ayuno intermitente es un excelente plan de alimentación que le facilita perder peso y mejorar su salud. Sin embargo, tomando en cuenta las condiciones anteriores, puede ser un desafío ayunar y obtener una nutrición adecuada durante todo el día y no solo durante las ventanas cortas para comer.

Capítulo 2: ¿Cómo ayuda el ayuno intermitente a quemar grasas y perder peso?

Cuando usted realiza un ayuno intermitente, obliga a su cuerpo a dejar de depender de una fuente constante de glucosa para alimentarlo. Debido a que usted pasa tanto tiempo sin comer, su cuerpo todavía tiene que buscar algún tipo de combustible para ayudarlo a funcionar y hacerlo funcionar bien. Recurrirá a quemar el glucógeno almacenado del cuerpo o la grasa corporal almacenada. Solo haciendo estos ayunos a corto plazo cada día, quemará la grasa extra de su cuerpo, eliminará calorías y perderá peso más rápido que nunca.

El ayuno intermitente consiste en agregar ayunos cortos a su vida diaria. El objetivo es reducir la cantidad de calorías que usted consume y aumentar la velocidad del metabolismo al mismo tiempo. Esto puede resultar no solo en un montón de excelentes beneficios para la salud, sino también en la pérdida de peso. Pero, ¿por qué el ayuno intermitente es tan efectivo para ayudar a quemar grasa y perder peso? Veamos algunas de las formas en que el ayuno intermitente afectará a su cuerpo y le ayudará a obtener los resultados que desea.

¿Cómo afecta a sus hormonas el ayuno intermitente?

La forma en que el cuerpo almacena la energía o calorías no consumidas que ingiere, es en forma de grasa corporal. Cuando usted pasa por un período sin comer nada, su cuerpo experimentará cambios que pueden ayudarlo a acceder de una mejor forma a su energía almacenada. Estos pueden ser los cambios en sus hormonas y la actividad de su sistema nervioso.

Durante el ayuno, notará que hay algunos cambios que ocurren en su metabolismo tales como:

- Norepinefrina: el sistema nervioso enviará esta hormona a las células grasas almacenadas. Esta hormona hace que las células grasas se descompongan en ácidos grasos libres. El cuerpo puede tomar estos ácidos grasos y usarlos como energía.

- HGH u hormona de crecimiento humana: los niveles de la hormona pueden aumentar como locos. Esta hormona puede ayudar en muchos procesos del cuerpo, como el aumento de músculo y la pérdida de grasa.

- Insulina: cuando usted come cualquier alimento su insulina va a aumentar. Pero cuando usted entra en ayuno sus niveles de insulina disminuirán bastante. Los niveles más bajos de insulina en el cuerpo lo ayudarán a quemar más grasa.

A pesar de lo que dicen los defensores de cinco a seis comidas por día, continuar con estos ayunos a corto plazo puede ayudarlo a aumentar la cantidad de grasa que quema durante el día. De hecho, dos estudios descubrieron que el ayuno durante un período de tiempo de 48 horas puede ayudar a aumentar su metabolismo hasta en un 14 por ciento.

Lo sorprendente del ayuno intermitente es que afecta a sus hormonas de una manera natural. Mientras su período de ayuno no dure más de 48 horas, no causará ningún efecto negativo al cuerpo. En cambio, afectará positivamente a sus hormonas por lo que actuarán de una manera beneficiosa para usted. Podrá regular mejor sus niveles de insulina, mantener su metabolismo acelerado e incluso ayudarle a sentir menos hambre a lo largo del día.

Sin embargo, usted debe tener cuidado con esto. Si usted decide someterse a un ayuno por un período demasiado largo, como un ayuno de 72 horas, puede suprimir su metabolismo. Siga estos ayunos a corto plazo para obtener los mayores beneficios y un metabolismo más rápido.

El ayuno es una excelente forma de reducir sus calorías y perder peso naturalmente. La razón principal por la que los ayunos intermitentes funcionan para ayudarle a perder peso es porque hacen que le sea más fácil comer menos calorías sin sentirse privado de alimentos. Todos los protocolos para el ayuno implican saltarse comidas. Si usted no se vuelve loco al compensar sus calorías durante el período de alimentación, consumirá menos calorías durante el día.

Según un estudio que se realizó en 2014, el ayuno intermitente ayudó a los participantes a reducir su peso corporal hasta en un 8 por ciento durante un período de tiempo que duró entre 3 y 24 semanas. Al realizar el análisis de esta rápida tasa de pérdida de peso se llegó a la conclusión de que las personas podían perder aproximadamente 0.55 libras cada semana cuando realizaban un ayuno intermitente y alrededor de 1.65 libras cada semana cuando realizaban un ayuno en días alternos. Los que participaron en este estudio también mostraron que las personas perdieron entre cuatro y siete por ciento de la circunferencia de su cintura, lo que demostró que también perdieron grasa abdominal durante este tiempo.

Estos resultados son impresionantes y muestran que el ayuno en días alternos y el ayuno intermitente pueden ser útiles cuando se quiere perder peso. Además, los beneficios del ayuno pueden ir más allá de la pérdida de peso. El ayuno intermitente tiene muchos beneficios para la salud de su metabolismo y puede ayudar a ampliar su vida útil, prevenir enfermedades crónicas y mucho más.

Si bien el ayuno intermitente a menudo no requiere el conteo de calorías porque naturalmente usted reduce sus calorías con este método, es posible que aún desee controlar sus calorías totales y los tipos de alimentos que está comiendo. Los estudios han demostrado que la restricción calórica continua y el ayuno intermitente tienen los mismos resultados cuando se trata de la pérdida de peso, pero el ayuno intermitente es mucho más fácil de seguir.

Si bien algunos estudios preliminares muestran que el ayuno intermitente y la restricción continua de calorías proporcionan casi los mismos resultados en lo que respecta al consumo de calorías y la pérdida de peso, muchas personas consideran que seguir el ayuno intermitente es más fácil. Además, cuando un plan de alimentación es más fácil de seguir las personas tienen más probabilidades de continuarlo y ver los resultados.

El ayuno intermitente puede ayudarlo a mantener su masa muscular mientras hace dieta.

Cuando usted se pone a dieta, el cuerpo puede quemar tanto el músculo como la grasa. Sin embargo, hay algunos estudios que muestran cómo el ayuno intermitente puede ser beneficioso para ayudarle a mantener su musculatura, incluso cuando está perdiendo grasa corporal.

En un estudio realizado se encontró que hacer una restricción calórica a través del ayuno intermitente puede causar una cantidad similar de pérdida de peso a la de una restricción calórica continua. Sin embargo, una diferencia es que la primera resultó en una reducción menor de la masa muscular durante ese tiempo.

En el estudio que analizó la restricción de calorías, aproximadamente un 25 por ciento de los participantes perdieron peso como resultado de la pérdida de masa muscular. Pero con el ayuno intermitente, la cantidad de peso que se perdió como producto de la reducción de la masa muscular fue solo del diez por ciento. En uno de los estudios los participantes comieron la misma cantidad de calorías que antes, pero solo hacían una gran comida por la noche en lugar de distribuir las calorías a lo largo del día. Estos participantes terminaron perdiendo grasa corporal mientras aumentaban su masa muscular en comparación con una dieta regular. También hubo un montón de otros cambios beneficiosos para los marcadores de salud en aquellos que hicieron este tipo de ayuno intermitente.

El Ayuno Intermitente contribuye a la pérdida de peso y facilita la alimentación saludable.

Además de la pérdida de peso y todos los beneficios para la salud, uno de los mejores beneficios del ayuno intermitente es que este plan de alimentación es realmente simple. Hay muchos métodos que usted puede elegir; sin embargo, todos ellos son simples y no contienen muchas reglas difíciles de seguir. Simplemente respete las ventanas de comer y ayunar que se enumeran en su protocolo de ayuno y usted verá excelentes resultados.

En comparación con algunos de los otros planes de dieta que usted puede haber probado en el pasado, el ayuno intermitente será simple y fácil. Usted come en ciertos momentos, evita comer en otros y le suministra a su cuerpo muchos nutrientes saludables cuando puede. Si puede seguir estas reglas, verá todos los resultados que necesita de un ayuno intermitente.

El ayuno intermitente puede proporcionarle mejores resultados si lo comparamos con otros planes de dieta que usted pueda elegir. El ayuno intermitente trabaja naturalmente con su cuerpo para ayudarle a quemar grasas rápidamente y acelera su metabolismo para que usted pueda quemar más calorías y perder peso. Agréguele a todo esto la simplicidad del ayuno. Por ello, no es de extrañar que muchas personas opten por este plan de alimentación en lugar de seguir uno de sus planes de dieta anteriores

Capítulo 3: El Arte of Autofagia:¿Cómo puede ayudar el Ayuno Intermitente a limpiar su cuerpo?

Una cosa interesante que puede suceder cuando usted está en un ayuno intermitente es un proceso que se conoce como autofagia. Esta palabra deriva de la palabra griega auto, que significa "yo", y phagein, que significa "comer". Entonces, si vemos el significado literal de la palabra significa "comerse a uno mismo". Por supuesto, esto no es exactamente lo que entendemos por autofagia.

En cambio, lo que realmente quiere decir es que se trata de un mecanismo del cuerpo para deshacernos de cualquier desperdicio, cualquier célula vieja o cualquier cosa que se haya dañado una vez y que el cuerpo no tenga suficiente energía para sostenerla. La autofagia está regulada y ordenada y ayuda al cuerpo a mantenerse saludable y a no aferrarse a todos los desechos que el cuerpo libera a lo largo de su vida diaria.

La autofagia se escuchó por primera vez en 1962, cuando los investigadores notaron que la cantidad de lisosomas en las células del hígado de rata terminó aumentando después de la infusión de glucagón. Los lisosomas son la parte de la célula responsable de destruir las cosas. Este proceso fue eventualmente acuñado como autofagia. Las partes subcelulares dañadas, así como cualquier proteína no utilizada en las células, se marcaron para su destrucción y luego se enviaron a los lisosomas para ayudar a terminar el trabajo.

La Quinasa es una de las partes importantes para regular la autofagia, que lleva el nombre de mTOR o la rapamicina en los mamíferos. Cuando se activa, suprime el proceso de autofagia. Sin embargo, cuando este regulador está inactivo, el proceso de autofagia se promueve y funciona mejor.

¿Cómo se activa el proceso de la Autofagia?

La causa principal de la activación del mecanismo de la autofagia es la privación de nutrientes. Recuerde que el glucagón es prácticamente lo contrario de la insulina. Si los niveles de insulina en el cuerpo aumentan entonces el glucagón bajará. Lo contrario también puede ser cierto. Si los niveles de insulina bajan, los niveles de glucagón aumentarán. Cada vez que comemos algo, nuestros niveles de insulina van a subir y esto hace que sea difícil para el glucagón porque baja. Si el glucagón no tiene tiempo para elevarse porque está comiendo todo el día, su cuerpo no podrá entrar en el proceso de autofagia. El ayuno puede aumentar el glucagón, lo que significa que es una de las mejores maneras de aumentar la autofagia.

Estos son los puntos básicos sobre la limpieza celular. El cuerpo va a identificar el equipamiento celular viejo y malo del cuerpo y pondrá una pequeña marca en él para destruirlo. El proceso de envejecimiento del cuerpo se verá afectado si toda esta basura permanece en el cuerpo y no se limpia.

El ayuno no solo puede ayudar a estimular el mecanismo de autofagia, sino que también puede ayudar de otras maneras. Cuando usted ayuna y se estimula la autofagia, está eliminando todas las proteínas viejas y partes de las células viejas. Además, el ayuno también puede estimular una hormona del crecimiento. Esta hormona le indicará al cuerpo que comience a producir las nuevas partes de reemplazo en el cuerpo. Por lo tanto, cuando usted realiza uno de estos ayunos, le está dando a su cuerpo una nueva renovación.

Usted tiene que tomarse el tiempo para deshacerse de todas las cosas viejas antes de poder poner cualquier cosa nueva. Piense en hacer una renovación en su cocina. Si usted tiene una cocina antigua que es una monstruosidad, debe revisarla y deshacerse de todos los gabinetes, encimeras y todo lo demás para dejar espacio para las cosas nuevas. Esta misma idea es aplicable cuando se trata de la acumulación de células en el cuerpo. Si usted solo trata de construir nuevas células en el cuerpo sin eliminar todas las cosas malas primero, simplemente se convertirá en un desastre.

El ayuno intermitente realmente puede ayudar a manejar esto ya que le asegura que puede cuidar el cuerpo, eliminar todas las cosas viejas que están allí y luego dejar espacio para lo nuevo. El ayuno puede proporcionar una desintoxicación natural que puede mejorar su salud y revertir el proceso de envejecimiento y es muy fácil de seguir.

Un proceso estrictamente controlado.

El proceso de autofagia está muy regulado. Si fuera capaz de salirse de control podría ser muy perjudicial para el cuerpo. En las células de los mamíferos, el agotamiento total de los aminoácidos puede ser una señal muy fuerte para controlar este proceso, pero el papel de los aminoácidos individuales puede ser más variable. Por otro lado, el aminoácido del plasma variará solo un poco. Las señales de insulina, las señales de factor de crecimiento y las señales de aminoácidos van a converger en la vía mTOR y trabajarán para regular este proceso.

Usted puede limpiar su cuerpo naturalmente durante la autofagia. Esto proporciona una desintoxicación natural que es excelente para su salud y pérdida de peso. Sin embargo, en una dieta tradicional estadounidense es muy difícil hacer ayuno. Recuerde, la autofagia no puede ocurrir cuando los niveles de insulina son altos y los niveles de insulina serán altos si usted está comiendo constantemente.

Un estadounidense típico tiene una dieta que le permite comer algo desde el momento en que se levantan hasta el momento en que se va a dormir. Esto hace que sea difícil dejar que el proceso de autofagia comience y puede causar envejecimiento, cáncer, Alzheimer y otros problemas.

Cuando usted pase un tiempo en un ayuno verá que las cosas cambian. Sus niveles de insulina bajarán, lo que permitirá que aumente el glucagón y se produzca el proceso de autofagia. Sin embargo, usted tiene que darle a su cuerpo algo de tiempo para ver este cambio. El ayuno no tiene que ser largo, pero un ayuno de un día completo una o dos veces a la semana o un ayuno diario corto pueden ser suficientes para ayudar a limpiar el cuerpo, al mismo tiempo que se crean nuevas células y se les da espacio para crecer.

Capítulo 4: Diferentes tipos de ayuno

Cuando hablamos de ayuno intermitente, hay diferentes opciones que usted puede considerar. Algunas involucran hacer un pequeño ayuno cada día mientras que otros son ayunos de día completo durante la semana. Algunas de estas opciones son:

El Método 16/8

Este método popular requiere un pequeño ayuno diario que dura aproximadamente 16 horas. Durante ese tiempo usted no podrá comer ningún alimento sólido. Puede consumir café, agua y otras bebidas no calóricas para ayudarlo a mantenerse lleno y asegurarse de mantenerse hidratado. Después de que usted realiza el ayuno, se le da una ventana de ocho horas para comer.

Este método es bastante fácil de seguir. Es tan simple como terminar la cena una noche y luego esperar hasta la hora del almuerzo para comer su próxima comida. Cuando usted se levante en la mañana, lleve a los niños a la escuela y trabaje un poco; la mañana pasará volando y pronto será el momento de comer. Usted puede hacer otras variaciones además de una cena temprana, así que puede desayunar siempre y cuando usted permanezca en esa ventana de ocho horas para comer.

Usted puede elegir entre varias opciones con este método. Algunas personas necesitan una ventana para comer más larga para comenzar, por lo que pueden ayunar de 14 a 15 horas y luego tener su ventana para comer durante las horas restantes. No importa cómo lo haga, asegúrese de que su ventana para comer esté llena de muchos alimentos saludables y deliciosos, que lo mantendrán satisfecho y alejado de esos antojos, además de ayudarlo a perder peso.

Eat Stop Eat: Comer Parar de comer Comer

Con este método usted puede elegir uno o dos días durante la semana en los que realizará un ayuno de 24 horas. Durante este tiempo no se le permite comer nada sólido. Puede disfrutar de bebidas, especialmente agua, bebidas no calóricas y café. Usted tendrá que esperar hasta que termine el ayuno para poder comer cualquier otra cosa. En los otros días de la semana, puede comer normalmente y lo más sano posible.

Este método no necesita ser tan complicado como parece. No tiene que cenar un día, perder una comida al día siguiente y finalmente, tomar el desayuno dos días después. Esto es técnicamente un ayuno de 36 horas. Así que en lugar de eso, usted puede cenar una noche y luego comer al día siguiente en la cena o almorzar un día y esperar para comer hasta el almuerzo del segundo día o incluso ir del desayuno al desayuno del día siguiente. Muchas de las personas que hacen el método de "comer parar de comer comer" irán de la cena a la cena porque esto les ayuda a evitar irse a dormir con hambre.

La Dieta 5:2

Este método funciona como el ayuno en días alternos, pero solo se realiza un ayuno durante dos días a la semana. Usted puede elegir los dos días que quiera, solo asegúrese de que no sean consecutivos.

Durante esos días de ayuno, debe mantener su recuento de calorías en 500 o menos durante todo el día.

Hay varias opciones para hacerlo. Usted puede elegir tomar esas 500 calorías y dividirlas en dos comidas. Esto le permitirá obtener algo de comida durante el día y, a veces, es más fácil de realizar. Otros piensan que cuando están ayunando, una vez que comienzan a comer es difícil parar y necesitan comer más de 250 calorías en esa comida. Estas personas pueden descubrir que es más fácil ahorrar calorías y comer las 500 a la vez. Pueden ahorrar las calorías de la cena, permanecer en ayuno un poco más y luego consumir algunas calorías más cuando finalmente lleguen a comer ese día.

Usted puede comer normalmente durante los otros cinco días de la semana. Trate de seguir una dieta saludable con todos los nutrientes que el cuerpo necesita. Cuando usted escoge unos pocos días a la semana y consume solo 500 calorías y luego come normalmente durante los días normales, aún puede terminar la semana con un déficit de calorías.

La Dieta del Guerrero

La Dieta del Guerrero sigue la misma idea que el método 16/8, pero lleva las cosas un poco más allá con una ventana para comer más corta. Esta dieta fue desarrollada originalmente para ayudar a los levantadores de pesas y los fisicoculturistas a quemar cualquier exceso de grasa corporal y fortalecerse para competir, pero eso no significa que usted no pueda intentarlo para ayudarlo a perder peso y sentirse mejor.

Con la dieta del guerrero la persona ayuna durante 20 horas al día. Durante este tiempo usted puede comer algunas frutas y verduras frescas siempre y cuando las consuma crudas, y solo comer unas pocas calorías menos cada día. Usted no debe consumir una tonelada de calorías a base de frutas antes de su ventana para comer. Esto solo es para ayudar a calmar un poco sus ansias por comer de acuerdo a sus patrones de alimentación.

Durante las otras cuatro horas del día usted puede comer. Puede elegir dividir ese tiempo en dos comidas, o puede tener una sola comida grande para terminar su día. Debe asegurarse de obtener todos los nutrientes que el cuerpo necesita durante este tiempo. Ya que usted está limitando tanto su ventana para comer, que es más fácil sentirse lleno con menos calorías. su cuerpo puede pasar la mayor parte del día en el modo de quemar grasa.

A menudo, la dieta del guerrero es difícil de comenzar, especialmente si está acostumbrado a comer todo el día y le proporciona a su cuerpo un suministro constante de glucosa. Usted tiene que pasar mucho tiempo sin comer y luego tiene que elegir buenos alimentos, para proporcionar a su cuerpo la nutrición suficiente, lo que puede ser difícil. Es posible que desee comenzar con uno de los otros métodos de ayuno como el método 16/8 para facilitar el inicio.

La Limpieza Maestra o Master Cleanse

La Limpieza Maestra generalmente se considera un método demasiado restrictivo y demasiado rápido para adaptarse a la idea del ayuno intermitente, el cual se analizará para ver en qué se diferencia del ayuno intermitente.

La Limpieza Maestra ha ganado popularidad en los últimos años debido a que muchas celebridades han afirmado que lo hacen para perder mucho peso. Los principios de este tipo de limpieza no son muy saludables y si bien es probable que pierda mucho peso, la mayor parte del peso perdido volverá tan pronto como comience a comer una dieta saludable nuevamente.

Esta dieta también se llama La dieta de la Limonada y se trata de un ayuno líquido. La promesa de este ayuno es que si usted se somete a él durante aproximadamente diez días, perderá peso, limpiará su sistema y se sentirá más energético y saludable. Esta limpieza también puede ayudarle a reducir los antojos de alimentos poco saludables.

Durante el ayuno, usted solo puede tomar un té laxante a base de hierbas, limonada y luego una bebida de agua salada durante diez días. Después de que hayan pasado los diez días, se pueden agregar algunos alimentos lentamente, pero tendrá que tomarlos lentamente. Su cuerpo ha estado sometido a una restricción calórica durante más de una semana, por lo que bombardearlo con una tonelada de calorías no es una buena idea. Comience los primeros días con algunas sopas y un poco de jugo y luego pase a los productos frescos. Incremente su consumo de alimentos lentamente hasta que vuelva a su plan de dieta saludable.

Dado que usted estará consumiendo menos calorías que antes, es probable que este ayuno le ayude a perder peso. Sin embargo, los ingredientes que usted puede consumir en este ayuno son tan bajos en calorías que podría perder peso por pérdida de agua, tono muscular y más. Como usted no podrá seguir este plan de dieta para siempre, es probable que cuando vuelva a agregar más calorías a su dieta usted recuperará el peso perdido.

La Limpieza Maestra o Master Cleanse es difícil y puede causar un estrés innecesario en su sistema digestivo y sus hormonas. A menudo es mejor elegir uno de los ayunos más cortos mencionados anteriormente, ya que pueden brindarle todos los beneficios de salud que necesita sin causar daño a su cuerpo. Si usted está preocupado porque no sabe cómo luchar contra los antojos cuando tome un ayuno, una versión de Master Cleanse puede serle útil pero considere hacerlo por unos pocos días en lugar de diez.

Capítulo 5: ¿Cuál es la diferencia entre Ayuno Intermitente, Ayuno en días Alternos y Ayuno Extendido?

Mientras usted se adentra en el mundo del ayuno y hace algunas investigaciones, puede darse cuenta que en realidad hay muchos tipos de ayunos. Algunos de estos son métodos de ayuno intermitente, pero otros son únicos y usted puede preguntarse cómo se comparan con el ayuno intermitente. Veamos la diferencia entre el ayuno intermitente, el ayuno en días alternos y el ayuno extendido y los beneficios y aspectos negativos de seguir cada tipo de ayuno.

Ayuno Intermitente

Este ayuno es fácil de seguir y hay varios métodos diferentes que usted puede elegir para satisfacer sus necesidades. Un ayuno intermitente requiere que divida su día entre los horarios de comida y los tiempos de ayuno. El objetivo es hacer que su tiempo de ayuno sea más largo que sus tiempos de comer. Esto le da al cuerpo tiempo para entrar en un estado de ayuno fomentando la autofagia y ayudándole a usted a quemar la grasa almacenada en su cuerpo.

Hay diferentes tipos de ayuno intermitente. Algunas personas pasan uno o dos días a la semana en ayunas durante un día entero o hacen un ayuno más pequeño todos los días de la semana o, como el ayuno en días alternos que se describe a continuación, ayunan tres o cuatro días de la semana.

Todos estos métodos pueden ser efectivos y a menudo su éxito depende de la elección del método de ayuno que se adecúe mejor a su horario. Todos estos ayunos consisten en dejar de comer por un tiempo, por lo que sus niveles de insulina pueden estabilizarse y puede ocurrir el proceso natural de quema y limpieza de grasa.

Lo bueno del ayuno intermitente es que puede encajar naturalmente en su horario actual sin generarle mucho trabajo. Además, el ayuno es lo suficientemente corto como para que pueda obtener todos los beneficios para la salud y la pérdida de peso, sin tener que preocuparse por entrar en el modo de inanición y todos los problemas que esto acarrea.

El Ayuno en Días Alternos

El ayuno en días alternos es una de las opciones que usted puede elegir y que lo ayudará con el ayuno intermitente. Este método consiste en ayunar cada dos días de la semana. Los otros días usted puede comer normalmente y puede disfrutar lo que quiera. La versión más común de esta dieta es similar a la dieta 5:2. Esta versión modificada que puede ser un poco más fácil de seguir para algunas personas, le permite consumir 500 calorías en sus días de ayuno.

Es muy probable que los estudios sobre ayuno intermitente que se hayan hecho y que usted leerá, se traten del ayuno en días alternos. Este tipo de ayuno puede ser una forma poderosa de perder peso al mismo tiempo que reduce algunos de los riesgos de las enfermedades del corazón y puede prevenir la diabetes tipo 2.

El concepto básico de este tipo de ayuno es ayunar un día y luego comer normalmente en el segundo. Luego usted alternará entre los días de dieta regular y los días de ayuno. Esto significa que usted solo necesita poner restricciones en lo que come la mitad del tiempo.

Durante sus días de ayuno usted puede beber tanta agua y otras bebidas sin calorías como sea necesario para mantenerse hidratado.

Si usted está siguiendo este método, hay una opción para modificarlo si le resulta muy difícil no comer nada durante muchos días de la semana. Puede consumir hasta 500 calorías durante sus días de ayuno. Esto todavía genera un déficit de calorías, ya que es mucho menos de lo que necesita durante toda la semana. Los beneficios que obtendrá con este método serán similares, independientemente de si se consumen todas las calorías en la cena, en el almuerzo o las distribuye a lo largo del día.

Si bien esto puede parecerle una versión extrema del ayuno intermitente y que será difícil de realizar, los estudios han demostrado que a muchas personas les gusta el ayuno en días alternos y les resulta más fácil mantenerlo si lo comparamos con la restricción de calorías regular. Además, la mayoría de los estudios sobre este tipo de ayuno se centran en la versión modificada, lo cual hace las cosas aún más fáciles.

El Ayuno Extendido

El ayuno a largo plazo se puede realizar de distintas maneras. El más extremo de estos es un ayuno seco en el que no consume ningún alimento ni agua, pero a menudo esto no es recomendable porque no solo está perdiendo alimentos, sino que también está perdiendo la hidratación que necesita. También hay un ayuno de agua, lo que significa que puede beber toda el agua y la hidratación que necesita, pero no consumirá ninguna caloría durante el ayuno. Algunas personas pueden tomar un jugo o incluso una proteína baja en calorías.

Estos ayunos extendidos son de mayor duración que los otros dos tipos de ayunos. El día de ayuno alterno es dejar un día por medio y puede ser una forma de ayuno intermitente. El ayuno intermitente generalmente es de 24 horas o menos y se puede realizar algunos días a la semana, cada dos días de la semana o todos los días de la semana durante ciertas horas. Sin embargo, con el ayuno extendido usted se someterá a un ayuno aún más prolongado. A menudo, las personas pasan una semana o más en uno de estos ayunos.

A continuación veremos uno de los ayunos extendidos más comunes que usted puede elegir. Es el ayuno de agua y se hace a menudo para la pérdida extrema y rápida de peso o con fines religiosos. Veremos sus beneficios, los aspectos negativos y algunas de las precauciones.

La razón principal por la que alguien hace un ayuno extendido es porque quiere perder peso. Si usted no come nada durante un período prolongado su cuerpo perderá peso. Durante el primer día del ayuno, verá que el cuerpo utiliza todo el glucógeno que se encuentra en el hígado. Entonces el cuerpo dependerá de lo que haya almacenado, ya sea grasa o proteína.

Después de que usted haya terminado este primer día de ayuno su cuerpo puede perder entre una y dos libras por día. Esto se debe al uso de la proteína en el cuerpo y a la pérdida de algo de agua. El cuerpo decidirá que quemar músculo no es algo bueno, ya que necesita que su corazón bombee para mantenerse vivo y trabajará para quemar la grasa almacenada. Dado que la grasa es más densa en energía por cada libra en comparación con las proteínas, la pérdida de peso puede disminuir después de los primeros días. Sin embargo, sigue siendo una pérdida de peso rápida y puede ser de una libra cada dos días.

El problema con esto es que una vez que usted retome sus antiguos hábitos alimenticios, es probable que vuelva a ganar todo el peso perdido o al menos la mayoría. También hay consecuencias peligrosas para este tipo de ayuno, incluso un ayuno de menos de unas pocas semanas puede causar problemas. Este tipo extremo de ayuno puede generar dos tipos de estrés en el corazón. Primero, se canibalizarán los músculos del corazón para usarlos como combustible. El cuerpo tratará de conservar la masa muscular durante un ayuno, pero a veces tendrá que sacrificarlo para mantenerlo vivo, lo cual puede afectar al corazón.

Además, el ayuno de agua estricto puede ponerle en un mayor riesgo de insuficiencia cardíaca porque, cuando se encuentre en uno de estos ayunos, se agotarán las reservas intracelulares de minerales que protegen el corazón. Esto podría causar privaciones minerales y puede ser trágico. Además, si usted enferma durante este tiempo, es más difícil combatir la enfermedad y también puede ponerle en riesgo.

Algunas personas que realizan ayunos prolongados muy extremos pueden ver efectos aún más graves; incluso algunas han muerto. Esto no es muy común y el caso más serio de este suceso fue en 1981 cuando diez presos políticos realizaron un ayuno durante 46 a 73 días y murieron de hambre durante una huelga de hambre.

El ayuno extendido puede ser útil en algunos casos. Puede ayudarle a perder mucho peso rápidamente y poner el cuerpo en cetosis, por lo que comienza a quemar parte del exceso de grasa que le sobra en el cuerpo y, en algunos casos, ayuda al individuo a desarrollar una relación más saludable con los alimentos que consumirá en el futuro. Sin embargo, antes de realizar uno de estos ayunos usted debe asegurarse de que goza de buena salud. Hable con su médico para asegurarse de que está a salvo y no se someta a un ayuno extendido que sea demasiado largo

.

Capítulo 6: El Ayuno Intermitente y la mejoría de la sensibilidad a la insulina

A continuación estudiaremos algunos de los beneficios que usted obtendrá si decide implementar un ayuno intermitente. Primero, veremos cómo el ayuno intermitente puede ayudarle a mejorar sus niveles de insulina. La insulina es una hormona que produce el páncreas y puede desempeñar un papel vital para ayudar al cuerpo a regular y controlar sus niveles de azúcar en la sangre. La insulina es importante, pues asegura que sus niveles de azúcar en la sangre nunca bajen ni suban demasiado.

A pesar de la mala reputación de la insulina, su cuerpo la necesita para funcionar. El cuerpo usará azúcar, también conocida como glucosa, para funcionar y obtiene esto de los alimentos que consume. Sin embargo, el cuerpo no puede absorber directamente este nutriente y necesita ayuda. Las células beta que se encuentran en el páncreas liberarán insulina en el torrente sanguíneo para ayudar a que las células absorban el azúcar y se utilicen como una forma de energía. Sin esta insulina, el azúcar no se puede absorber adecuadamente y solo se acumulará alrededor.

Si el cuerpo recibe la cantidad de azúcar que necesita, la insulina tomará esa cantidad de azúcar y la almacenará en el hígado para usarla más adelante cuando necesite un poco más, como cuando usted está en ayunas o haciendo ejercicio. La función de la insulina es hacer que el hígado sepa cuándo debe dejar de liberar glucosa a la sangre.

En algunos casos, el cuerpo no será capaz de producir suficiente insulina o podría existir el problema de que la insulina tenga un efecto mínimo en las células del cuerpo. Cuando esto sucede, sus niveles de azúcar en la sangre pueden subir demasiado. Esta es una condición que se conoce como hiperglucemia. Esta condición puede causar muchas otras complicaciones para su salud incluyendo pérdida de conciencia, vómitos, infecciones, entumecimiento, pérdida de peso, cansancio, hambre, sed y frecuentes idas al baño.

¿Qué es la Resistencia a la Insulina?

La resistencia a la insulina ocurrirá cuando las células de su cuerpo no puedan responder adecuadamente a la insulina y, en consecuencia, no puedan absorber la glucosa que hay en la sangre. Esto hará que el páncreas comience a trabajar y produzca más insulina de la que usted necesita. En algunos casos, esto puede ser lo suficientemente grave como para que necesite inyecciones de insulina. Esta insulina adicional está destinada a ayudar a las células del cuerpo a absorber la glucosa que usted ingiere. Este problema es común en las personas con diabetes tipo 2 y prediabetes.

Ciertos individuos son más propensos a sufrir de prediabetes o diabetes tipo 2, donde las células del cuerpo simplemente no responden a la insulina que está en el cuerpo. Cuando esto sucede, se genera una gran cantidad de glucosa adicional en la sangre y este nutriente extra se almacena como grasa corporal. Las personas que podrían estar en mayor riesgo de sufrir estas dolencias son:

- •Aquellos que consumen ciertos tipos de medicamentos, como antipsicóticos y medicamentos para el VIH.

- Aquellos que presentan trastornos del sueño como la Apnea del sueño.

- Los hispanos, indios americanos, asiáticos americanos y afroamericanos.

- Aquellos que han tenido problemas con la salud de su corazón o que sufrieron un derrame cerebral en el pasado.

- Aquellos que tienen niveles de colesterol muy bajos y tensión alta.

- Aquellos que no tienen suficiente actividad física durante el día.

- Aquellos que tienen un diabético en la familia.

- Aquellos que tienen 45 años o más.

- Aquellos que están pasados de peso o son obesos.

Todavía se están realizando investigaciones sobre la causa exacta de esta resistencia a la insulina. Sin embargo, se cree que la falta de actividad y el exceso de peso son los dos factores principales que pueden causarla. Mantener un peso saludable y asegurarse de levantarse y mantenerse activo regularmente, puede ser la clave para prevenir esta resistencia a la insulina.

¿Cómo afecta el ayuno intermitente a sus niveles de insulina?

Usted se dará cuenta rápidamente de que el ayuno intermitente puede hacer mucho bien cuando se trata de aumentar su lipólisis y disminuir sus niveles de insulina. La lipólisis es un proceso de descomposición de las células grasas en el cuerpo. Cuando usted ayuna durante un período más prolongado, puede reducir los depósitos de grasa que se encuentran en su cuerpo. A medida que estos depósitos se hacen más pequeños, las células del hígado y los músculos comienzan a responder más a la insulina que está allí.

Esto puede hacer que sea mucho más fácil que la insulina y la glucosa en el cuerpo se muevan hacia las células y puede disminuir el riesgo de tener un nivel alto de azúcar en la sangre. También puede ser bueno para las células.

Cuando usted tiene muchos alimentos a su disposición, su cuerpo será menos sensible a la insulina. Los niveles más altos de insulina que se producen para compensar esto, inhibirán la secreción de HGH. De hecho, la HGH y la insulina van a funcionar de manera contraria. La función principal de la insulina es concentrarse en almacenar energía y funciones pro inflamatorias, mientras que la HGH se enfoca en optimizar el uso de combustible, la reparación de tejidos y detener la inflamación.

Cuando sus niveles de insulina son más altos los niveles de HGH serán más bajos. Los estudios demuestran que los niveles elevados de insulina pueden ayudar a disminuir la autofagia neuronal de la que hablamos anteriormente. Cuando su cuerpo no puede pasar por el proceso de autofagia, las células viejas y dañadas se mantendrán y el cuerpo tendrá problemas para funcionar de la manera correcta.

Cuando el cuerpo se somete a un ayuno se pueden reducir esos niveles de insulina. El cuerpo no está recibiendo alimentos y la insulina solo se libera cuando hay alimentos que pueden convertirse en glucosa y que pueden ser utilizados como energía por el cuerpo. Sin alimentos el cuerpo no produce insulina y los niveles bajan.

A menudo, con la forma tradicional de comer, alimentamos al cuerpo sin parar, lo que hace que nuestros niveles de insulina sean altos. Las células se vuelven menos sensibles a la insulina porque son bombardeadas con ella todo el tiempo. Además, los niveles más altos de insulina pueden causar problemas con la autofagia y conducir a un aumento de células viejas y dañadas en el cuerpo.

El ayuno puede ayudar a resolver este problema pues desactiva la producción de insulina durante ciertas partes del día, permitiéndole a las células que descansen. Cuando las células no están tan bombardeadas con insulina pueden aumentar su sensibilidad más adelante. Con el tiempo, las células serán más capaces de absorber los nutrientes que usted ingiere debido a este cambio en la sensibilidad, que es exactamente lo que se busca para prevenir o revertir la diabetes. El ayuno también le da al cuerpo la oportunidad de disminuir los niveles de insulina para que pueda ocurrir la autofagia y limpiar el cuerpo.

Si usted simplemente continúa comiendo sin parar empeorará el problema. La insulina continuará aumentando y usted continuará viendo una reducción en la sensibilidad de sus células a la insulina. Así es como terminan ocurriendo la prediabetes y la diabetes tipo 2. El ayuno puede ayudar a darle a su cuerpo un descanso para reducir sus niveles de insulina, de modo que pueda ver mejores resultados al reducir su riesgo de diabetes.

¿Cuánto tiempo necesita permanecer en ayuno para disminuir los niveles de insulina?

Sus niveles de insulina aumentarán cada vez que usted coma. Sin embargo, el porcentaje de aumento de estos niveles dependerá de lo que coma. Cuantos más carbohidratos ingiera, más altos serán sus niveles de insulina y es más probable que se reduzca la sensibilidad en las células. Estos niveles más altos de insulina pueden mantenerse altos durante unas pocas horas después de comer y luego comenzarán a caer lentamente después de pasar un tiempo sin comer.

De acuerdo con el Intensive Dietary Management, sus niveles de insulina comenzarán a disminuir entre las 6 y las 24 horas después de que comience a ayunar a medida que su glucógeno comienza a descomponerse y el cuerpo lo utiliza como fuente de energía. Esta fase se va a conocer como la fase post-absorción. Después de 24 a 48 horas, el cuerpo cambiará y entrará en el estado de gluconeogénesis.

Durante este estado el hígado tomará aminoácidos y comenzará a producir nueva glucosa. Después de 48 a 72 horas de ayuno, el cuerpo entrará en un proceso de cetosis. Esto es cuando sus niveles de insulina comienzan a bajar realmente y el cuerpo recurrirá a la grasa como su fuente de energía. A través de este proceso, verá que la forma más fácil para reducir los niveles de insulina en su cuerpo es hacer un ayuno y no comer.

El Dr. Naiman, quien es conocido por su página web "Burn Fat Not Sugar", argumenta que el ayuno entre 18 y 24 horas es el mejor porque los niveles de insulina van a experimentar su mayor disminución durante este tiempo, mientras aún se observa un aumento de la grasa o la lipólisis. Sin embargo, parece que realizar un ayuno durante un período más prolongado como el ayuno de 24 horas, podría tener el mayor efecto cuando se trata de reducir los niveles de insulina.

Es por ello que el ayuno en días alternos es tan popular. Existen muchos estudios que muestran cómo el ayuno en días alternos puede ayudar a disminuir la grasa, el peso corporal y la insulina. En uno de estos estudios, publicado en la Biblioteca Nacional de Medicina de EE. UU., 16 participantes, ocho mujeres y ocho hombres, que no eran obesos al inicio del estudio, realizaron un programa de ayuno en días alternos por un período de 22 días. Durante este tiempo, los investigadores analizaron varias cifras con la finalidad de conocer lo que sucedió durante el ayuno, incluida la tasa metabólica en reposo, la composición corporal, el peso, la insulina, la grelina y la glucosa sérica en ayunas, por nombrar algunos elementos.

Los resultados mostraron muchas cosas interesantes. Primero, la mayoría de los sujetos perdieron un promedio del 2.5 por ciento de su peso corporal inicial y sus niveles de insulina disminuyeron en un 57 por ciento, más o menos el cuatro por ciento en promedio. Sin embargo, algunas puntuaciones no aumentaron, como la grelina, la glucosa y la RMR. El hambre no pareció disminuir en ninguno de los días de ayuno, lo que demostró que algunos de los participantes podrían tener dificultades si continuaban esta dieta a largo plazo. Para mantener esta dieta a largo plazo, puede ser mejor hacer la versión modificada del ayuno en días alternos para ayudar a agregar una comida en ese día de ayuno.

En otro estudio de caso, que se encuentra en el "Journal of Insulin Resistance", se realizó un seguimiento a un paciente con diabetes tipo 2 de Ontario, durante cuatro meses. Al comienzo del estudio, el paciente estuvo ayunando durante 24 horas tres veces a la semana. Sin embargo, a lo largo del estudio, ese paciente comenzó a aumentar sus sesiones de ayuno a 42 horas dos o tres veces por semana.

Cuando se realizó este estudio, el paciente había perdido un 17.8 por ciento de su peso corporal y su cintura era un 11 por ciento más pequeña. Sin embargo, el efecto más sorprendente de este cambio fue que el paciente pudo interrumpir el tratamiento con insulina al final del ayuno, a pesar de haber recibido insulina durante más de diez años.

Aunque estos son estudios pequeños dan una buena idea de lo efectivo que puede ser el ayuno para reducir sus niveles de insulina y ayudarlo a reducir sus riesgos de desarrollar diabetes en el futuro. Incluso puede ayudar a optimizar los niveles de insulina en aquellos que ya tienen diabetes tipo 2 y que están tratando de controlarla adecuadamente por su salud. Si bien es posible que estos resultados no sean los mismos para todas las personas que realizan un ayuno intermitente, aun así brindan información sobre lo bueno que puede ser este plan de alimentación.

Capítulo 7: El Ayuno Intermitente y la reducción de los niveles de inflamación del cuerpo

La inflamación no siempre es mala. A menudo es el comienzo del proceso de curación dentro del cuerpo. Si bien muchas personas se esfuerzan por reducir la inflamación después de sufrir una lesión, algunas inflamaciones, si son mínimas y no son por mucho tiempo, pueden ser beneficiosas porque le indican al cuerpo que es hora de comenzar a curarse. Sin embargo, cuando la inflamación está constantemente alrededor, o dura más de lo normal, puede generar problemas de salud importantes.

La inflamación puede convertirse en algo malo cuando se mantiene y jugará un papel determinante en muchas enfermedades crónicas como el cáncer, el asma, la obesidad y la enfermedad de Crohn. La inflamación crónica puede ser problemática porque puede ser el comienzo de otros problemas como el dolor de espalda, la osteoporosis y la artritis. Agregue a todo esto la creciente prueba de que la inflamación puede causar otros problemas, como el Alzheimer, la obesidad, la demencia y la depresión. Por ello, no es de extrañar que muchas personas le tengan miedo a la inflamación.

Hay muchas razones por las cuales usted puede sufrir de inflamación, pero a menudo es causada por una mala elección de estilo de vida. Podría ser por consumir demasiados alimentos procesados y azúcares o por no hacer suficiente actividad física en su vida. Otros problemas que podrían causar esta inflamación incluyen problemas de salud intestinal, agotamiento y estrés.

¿Es posible reducir la inflamación con el ayuno intermitente?

Hay evidencias que muestran cómo el ayuno intermitente puede ser una forma muy efectiva de reducir la inflamación en todo el cuerpo. La investigación muestra cómo el ayuno intermitente podría tener un efecto protector contra varios problemas, como la inflamación, los niveles altos de insulina y la presión arterial alta. El ayuno intermitente también podría ayudar con condiciones que aumentan la inflamación, incluidas las enfermedades autoinmunes y la diabetes tipo 2.

En uno de estos estudios, el investigador alimentó a los ratones con una dieta alta en grasa o baja en grasa durante un período de diez a 12 semanas. Después del ayuno los ratones que fueron alimentados con una dieta baja en grasa perdieron más peso corporal en comparación con el otro grupo, obtuvieron mejores resultados en las tareas de aprendizaje y la memoria y mostraron una mayor actividad locomotora. Los ratones que estaban sometidos a la dieta baja en grasa también tenían una mejoría en el funcionamiento del sistema inmune y el sistema nervioso. La conclusión aquí es que el ayuno tiene un efecto antiinflamatorio en nuestros cuerpos, que es algo que la dieta alta en grasas evita que suceda.

Otro estudio examinó a aquellas personas que ayunaron en Ramadán. Este estudio se realizó en 2017 y se publicó en la Biblioteca Nacional de Medicina de EE. UU. Comparó a 83 personas con NAFLD o enfermedad de hígado graso no alcohólico. Cuarenta y dos de estos individuos ayunaron y cuarenta y uno fueron del grupo de control que no ayunó. Los que ayunaron tuvieron grandes reducciones de la inflamación, de la resistencia a la insulina, insulina en plasma y glucosa en comparación con el otro grupo.

¿Cómo ayuda el ayuno intermitente a reducir la inflamación?

Hay muchas maneras en que el ayuno intermitente puede ayudar a reducir la inflamación en todo el cuerpo. Algunas de estas son:

- Promueve la Autofagia: Hemos mencionado esto brevemente. Cuando se permite que ocurra el proceso de autofagia la inflamación en el cuerpo disminuirá a medida que se limpia.

- Promueve BHB: El Beta-hidroxibutirato es uno de los tres tipos principales de cetonas que producen las mitocondrias del hígado. Este puede proteger el cuerpo contra la inflamación, mejorar la cognición, puede reducir el riesgo de cáncer y regular el apetito. Existen varios momentos en que el cuerpo producirá BHB, incluyendo:

    o Cuando usted restringe severamente sus calorías o ayuna.

    o Cuando usted hace ejercicios de alta intensidad.

    o Cuando usted consume suplementos que contienen BHB.

    o Cuando usted consume sal como calcio o magnesio que puede ser absorbido fácilmente por el cuerpo.

    o Cuando usted sigue una dieta cetogénica o una dieta alta en grasas y baja en carbohidratos.

- Mejora su sensibilidad a la insulina: cuando las células son sensibles a la insulina que usted produce, estas absorben fácilmente la glucosa que se encuentra en sus alimentos. Sin embargo, las células no lo absorberán cuando la sensibilidad disminuye o si usted come demasiados alimentos que producen glucosa. Esta glucosa se encuentra alrededor del cuerpo y puede causar mucha inflamación. El ayuno intermitente puede ayudar a aumentar la sensibilidad de las células a la insulina, para que puedan absorber la glucosa y no lidiar con toda la inflamación interna.

•Reduce el Leucotrieno B4 (LTB4): LTB4 es un lípido pro inflamatorio que aumentará bastante la inflamación. Puede desempeñar un papel en la inflamación crónica y puede ser responsable de muchos problemas de salud, como la enfermedad inflamatoria intestinal, el asma y la artritis reumatoide. La investigación muestra que el LTB4 también puede causar resistencia a la insulina en ratones. El ayuno es una forma de disminuir los niveles de LTB4 en el cuerpo para ayudar a reducir algo la inflamación.

•Combate el estrés oxidativo: este tipo de estrés ocurre cuando hay un gran desequilibrio entre los antioxidantes y los radicales libres en el cuerpo. Los radicales libres son moléculas inestables que se oxidarán con las otras moléculas que se encuentran en su cuerpo. Esto puede provocar daños en los tejidos, el ADN y las células y puede provocar muchas afecciones inflamatorias. Estos radicales libres pueden ser causados por cosas como:

○Comer demasiados carbohidratos, azúcares y calorías: El cuerpo debe convertirlos en energía y requiere mucho trabajo. Esto puede conducir a la formación de más radicales libres en el cuerpo.

○No hacer suficiente ejercicio: Usted debe mantener su cuerpo en una forma óptima para aumentar su inmunidad y combatir el estrés oxidativo.

○Se ha demostrado que el consumo de alcohol aumenta la inflamación.

○Los cigarrillos contienen muchos productos químicos nocivos que pueden aumentar el riesgo de estrés oxidativo.

o Se ha demostrado que el estrés crónico tiene un gran impacto negativo en su salud en general, y si ocurre con frecuencia, puede causar inflamación.

o Factores ambientales entre los que se pueden incluir la radiación, el ozono y la contaminación.

¿Qué dicen las investigaciones sobre el tema?

Se han realizado muchas investigaciones sobre el ayuno intermitente y algunas de ellas muestran cómo el ayuno podría ayudar a protegerlo contra la inflamación y el estrés oxidativo en el cuerpo. Uno de estos estudios analizó el ayuno en días alternos y sus efectos en adultos con sobrepeso que sufrían de asma. Diez de los pacientes fueron sometidos a una dieta en la que ayunaban cada dos días o hacían un ayuno en días alternos durante ocho semanas. Al final de este estudio, esos pacientes mostraron una gran reducción de la inflamación que tenían.

En otro ensayo clínico, los investigadores decidieron investigar cómo el ayuno podría cambiar las células en el cuerpo. Se invitó a 24 participantes y debían practicar el ayuno intermitente durante dos sesiones de tres semanas. Durante la primera de las sesiones de tres semanas, los participantes tomaron lo que se consideró una dieta de ayuno intermitente modificada. En este caso, alternarían entre los días de ayuno en los que consumían el 25 por ciento de su ingesta calórica normal y los días de comer, en los que consumirían el 75 por ciento de sus calorías normales.

En la segunda de las sesiones de tres semanas los participantes siguieron el mismo tipo de dieta de ayuno modificada, pero luego también tomaron algunos suplementos, entre ellos un antioxidante, vitamina E y vitamina A.

Lo que los investigadores intentaban descubrir es si el ayuno mejoraría el estrés oxidativo y si el estrés produciría células que eran más fuertes en estos participantes. Los investigadores también querían saber si tomar antioxidantes inhibiría que las células se fortalecieran, ya que esos antioxidantes podrían proteger a las células del estrés oxidativo y de los radicales libres en el cuerpo.

El descubrimiento de los investigadores fue que el ayuno es capaz de ayudar a producir más SIRT3, un gen que ayudará a mejorar las células y puede inhibir la producción de radicales libres. Los participantes en este estudio también terminaron con niveles más bajos de insulina, lo que ayudó a protegerlos contra el desarrollo de la diabetes.

Este estudio concluyó que tomar vitamina E y C parecía anular algunos de los beneficios positivos que los participantes tenían cuando se sometían al ayuno. Se determinó que estos antioxidantes protegen a las células de cualquier estrés oxidativo. Debido a esto, las células no podrían desarrollar ningún mecanismo de defensa y hacerse más fuertes para ayudarles a lidiar con cualquier tipo de estímulo estresante. Si usted está utilizando el ayuno intermitente para ayudar a prevenir la inflamación en el cuerpo, es mejor no agregar suplementos o antioxidantes, ya que estos parecen proteger las células y dificultan que se vuelvan más fuertes.

Como usted puede ver, el ayuno intermitente puede ser una forma efectiva de ayudar a reducir la inflamación y el estrés oxidativo en el cuerpo. ¡El ayuno es fácil de seguir, le ayuda a reducir muchos problemas que pueden causar inflamación y aliviarlo!

Capítulo 8: Reducción de los Triglicéridos y de los niveles de colesterol

El colesterol está formado por proteínas y grasas o lípidos que producen hormonas y ayudan a su cuerpo a descomponer las grasas. El colesterol ha ganado mala fama, pero es algo que se necesita para ayudar a mantener el cuerpo saludable. Sin embargo, si tiene demasiado colesterol podría causar la acumulación de depósitos de grasa en los vasos sanguíneos. Esto podría aumentar el riesgo de problemas cardiovasculares, incluida la enfermedad arterial coronaria, el accidente cerebrovascular y el ataque cardíaco.

Los niveles de su colesterol serán determinados por su dieta y su genética. La mayoría del colesterol se producirá en el hígado, pero también puede obtenerse de una gran cantidad de los alimentos que usted consume. Comer alimentos que tienen niveles altos de grasas trans, grasas saturadas y colesterol puede aumentar sus niveles de colesterol. Ciertos alimentos naturalmente contienen más colesterol, por lo que es importante tener cuidado con ellos.

Los niveles altos de colesterol pueden causar aterosclerosis y complicaciones de salud. La aterosclerosis es un proceso que hará que la placa se acumule en los vasos sanguíneos. Esto puede terminar reduciendo los vasos sanguíneos y aumentará los riesgos de sufrir un derrame cerebral y un ataque cardíaco. De hecho, las enfermedades cardíacas y los ataques cardíacos son una de las principales causas de muerte en el mundo. Por lo tanto, es muy importante controlar sus niveles de colesterol tanto como sea posible.

Usted también debe vigilar sus niveles de triglicéridos. Los triglicéridos son un tipo de grasa que se encuentra en el cuerpo porque el cuerpo puede convertir algunos de los alimentos que usted consume en esta grasa. El cuerpo los utilizará como energía o los almacenará en las células grasas para utilizarlos más adelante. Si se almacenan demasiados, la grasa se acumulará en el cuerpo.

Estos triglicéridos van a estar compuestos de grasas poliinsaturadas, monoinsaturadas y saturadas. Cada uno de estos tipos de grasa puede crear una base de ácidos grasos monoinsaturados, ácidos grasos poliinsaturados y grasas saturadas. Ya que estos son un tipo de grasa, se convertirán en glicerol y ácidos grasos libres cada vez que usted ayune y luego se usarán como energía. En cambio, durante el ayuno el colesterol se transformará para producir ciertos tipos de hormonas o para reparar células.

Sus niveles de triglicéridos pueden darle una buena indicación de lo que ha comido recientemente, pero el colesterol le dará una idea de lo que ha consumido durante un largo período de tiempo. Por ejemplo, si usted generalmente come una dieta saludable, pero salió a celebrar la noche anterior, sus niveles de triglicéridos serán altos, pero su colesterol puede ser bajo.

¿Cómo puede afectar el ayuno a sus niveles de colesterol?

Las investigaciones muestran cómo el ayuno puede ayudar a reducir sus niveles de colesterol y cómo puede ser capaz de disminuir sus riesgos de enfermedad coronaria. Uno de estos estudios, analizó si el ayuno en días alternos podía reducir los riesgos de enfermedad coronaria. En este estudio, dieciséis adultos obesos, cuatro hombres y doce mujeres participaron en un estudio de diez semanas. Después de ocho semanas de tratamiento, el LDL en los pacientes se redujo en un 25 por ciento mientras que sus niveles de triglicéridos se redujeron en un 32 por ciento. Además, se redujo la masa grasa, el tamaño de la cintura y el peso corporal de los participantes.

En otro estudio de 12 semanas, los investigadores analizaron cómo el ejercicio y la dieta afectaban los niveles de HDL y LDL en adultos obesos. La mayoría de las personas obesas tienen un perfil de lípidos que es alto en partículas LDL y HDL. Hubo 60 sujetos y se dividieron al azar en cuatro grupos. Estos cuatro grupos incluyeron a los que realizaron el ayuno en días alternos, los que hicieron restricción calórica, los que hicieron ejercicio e hicieron entrenamiento de intensidad moderada tres veces a la semana y los del grupo de control.

En este estudio los investigadores encontraron que tanto la dieta como el ejercicio tuvieron un efecto similar sobre la pérdida de peso en los participantes, pero esto afectó el HDL y el LDL de diferentes maneras. Aquellos participantes sometidos al ayuno en días alternos y el grupo de restricción calórica tuvieron una reducción del cinco por ciento en la pérdida de peso y un aumento en el LDL pero no hubo cambios en el HDL. En cambio, los que estaban en el grupo de ejercicio perdieron el cinco por ciento del peso corporal y vieron mejoras en su HDL, pero no cambios en el LDL. Lo que esto demuestra es que es mejor hacer una combinación de dieta y ejercicio para que puedan mejorar ambos tipos de colesterol.

¿Cuáles son las formas de reducir su colesterol?

- Evite los alimentos con alto contenido de calorías vacías: siempre elija alimentos con alto contenido de nutrientes saludables y bajos en calorías vacías si desea bajar de peso y elija alimentos que lo mantengan lleno para que pueda bajar su peso, así como sus niveles de colesterol.

- Pierda peso y agregue más ejercicio: como muestran algunos de los estudios anteriores, la combinación de ejercicio y dieta puede ser la mejor manera de ayudar a reducir su colesterol malo y aumentar el colesterol bueno.

•Coma más proteínas y fibra: la proteína y la fibra pueden hacer maravillas para mantenerlo lleno con menos calorías. Además, muchas de las fuentes de estos nutrientes son bajas en grasas malas que pueden aumentar sus niveles de colesterol.

•Evite comer en exceso y mantenga sus porciones pequeñas: el ayuno intermitente puede ayudarlo con ambas cosas. Incluso si usted come demasiado después de su ayuno, la cantidad no va a compensar las calorías que perdió. Debido a que su ventana para comer es generalmente más pequeña, será más fácil para usted mantener sus porciones bajo control.

•Hornear, asar a la parrilla o hervir sus comidas: freír con mucha grasa y otras opciones que no sean las tres mencionadas anteriormente puede agregar muchas grasas malas adicionales a su dieta, lo que aumentará sus niveles de colesterol. Trate de usar métodos de cocina saludable.

•Haga un ayuno intermitente: muchas personas que toman un ayuno intermitente descubren que es más fácil controlar sus calorías y perder peso, por lo que es importante para reducir sus niveles de colesterol. Funciona igual en muchos estudios como restricción de calorías, pero para la mayoría de las personas el ayuno intermitente es más fácil de mantener.

Capítulo 9: El Ayuno Intermitente y la salud de su corazón

Hasta ahora, hemos pasado algún tiempo hablando sobre los increíbles beneficios que puede generar el ayuno intermitente. Incluso hemos hablado acerca de algunas de las formas en que el ayuno puede ayudar a mejorar la salud de su corazón al reducir sus niveles de colesterol y reducir la inflamación. Solo con aumentar su sensibilidad a la insulina, el ayuno intermitente puede ayudar a reducir su riesgo de enfermedad cardíaca en un 93 por ciento.

Para poder conocer la salud de su corazón, muchos expertos analizan una variedad de factores que incluyen marcadores inflamatorios, presión arterial, triglicéridos y niveles de colesterol. El ayuno intermitente puede ayudar a reducir todos estos factores de riesgo. Veamos cómo el ayuno intermitente realmente puede ayudar a mejorar la salud de su corazón para que pueda vivir una vida larga y feliz.

¿Cómo ayuda el ayuno intermitente a la circulación y a la salud de su corazón?

El ayuno intermitente puede ser muy eficaz para reducir el riesgo de enfermedades circulatorias y cardíacas. Las enfermedades cardiovasculares son una de las principales causas de muerte en el mundo. Una de cada seis muertes en los Estados Unidos es atribuida a las enfermedades del corazón y una de cada diecinueve muertes se atribuye a un accidente cerebrovascular. Muchas personas asumen erróneamente que la enfermedad cardíaca solo ocurre en los hombres, pero las mujeres pueden correr el riesgo de padecer esta enfermedad igual o más que los hombres.

Hay una variedad de factores de riesgo que pueden conducir a enfermedades cardiovasculares. Algunos de estos incluyen:

- Tener sobrepeso: esto es particularmente preocupante si su cintura es más grande y si tiene más peso alrededor de su cintura.

- Falta de ejercicio.

- Dieta pobre.

- Diabetes.

- Resistencia a la insulina y altos niveles de glucosa en la sangre.

- Presión arterial alta.

- Se ha demostrado que fumar causa varios problemas de salud a su corazón. Los productos químicos que se encuentran en los cigarrillos pueden hacer que los vasos sanguíneos se estrechen fácilmente, lo que obliga al corazón a bombear la sangre con más fuerza que antes.

El ayuno puede ayudar con algunos de estos factores de riesgo. Por ejemplo, puede ayudarle a perder peso, lo que hará que su peso y su cintura ya no sean un gran problema. Puede ayudarle a disminuir su presión arterial, reducir el riesgo de diabetes y reducir la resistencia a la insulina. El ayuno puede incluso ayudarle a tener una dieta más saludable porque sus antojos de alimentos procesados y alimentos basura se reducirán. Si a esto también le agrega un estilo de vida saludable, puede dejar de fumar e incorporar más ejercicio para evitar esos factores de riesgo.

¿Cómo puede desarrollarse una enfermedad cardiovascular?

La enfermedad cardiovascular es un término bastante general que se usa para hablar sobre todas las enfermedades que pueden ocurrir con relación a su circulación y su corazón. Puede incluir enfermedades coronarias, como un ataque cardíaco o angina, insuficiencia cardíaca e incluso un derrame cerebral. Todas estas enfermedades se causarán cuando se permita que se acumulen depósitos de grasa en las arterias, un proceso que se conoce como aterosclerosis.

La causa exacta de estas enfermedades no siempre es clara. Muchas personas originalmente pensaron que era obvio que tener altos niveles de grasa en la sangre sería la causa de este problema. Sin embargo, la investigación científica ha demostrado que esto es demasiado fácil y puede que no siempre sea el caso. El tipo exacto de grasas que usted consume será la parte importante. Además, la cantidad de inflamación que se encuentra en las arterias también puede ser un factor. Tener una cantidad excesiva de grasa alrededor de los órganos internos y tener problemas con la resistencia a la insulina también puede aumentar su riesgo de desarrollar esta condición.

Lo que se sabe es que una vez que las grasas se acumulan en las arterias, estas se vuelven más estrechas y rígidas. El resultado de esto es un aumento en su presión arterial porque se necesita más presión para que la sangre pase por las arterias estrechas. Si este estrechamiento es muy severo puede haber problemas como angina, dolor al caminar e incluso ataques cardíacos. El corazón trabaja arduamente para bombear sangre a todo el cuerpo, pero si las arterias se bloquean completamente, los órganos, incluido el corazón, no podrán obtener la sangre que necesitan para funcionar.

Este tipo de problema de salud ocurrirá con el tiempo, con un estilo de vida y una dieta poco saludables. Es posible que muchas personas no se den cuenta de la gravedad de sus problemas y esperen hasta que sea demasiado tarde para hacer algo que lo mejore. Es mucho mejor optar por un estilo de vida y una dieta más saludable lo antes posible para garantizar que no tenga que lidiar con ninguna de las muchas enfermedades cardiovasculares que pueden dañar su cuerpo.

¿El ayuno intermitente es capaz de reducir el riesgo de desarrollar una enfermedad cardiovascular?

La buena noticia es que muchos estudios han revelado que el ayuno intermitente puede mejorar los factores de riesgo de enfermedades cardiovasculares. Esto significa que cuando usted está en un ayuno, puede reducir los riesgos de desarrollar una de estas enfermedades. Algunos factores de riesgo, como la resistencia a la insulina, el colesterol, la presión arterial y el peso (especialmente la grasa que rodea su cintura), pueden mejorarse con el ayuno intermitente.

Las personas que realizaron un ayuno de 24 horas solo una vez al mes tenían menos probabilidades de ser diagnosticadas con enfermedad de la arteria coronaria. Esto se basa en un estudio realizado en Utah de 448 personas que también padecían diabetes tipo 2. Imagine los cambios que podrían suceder si estas personas eligieran ayunar durante más de un día al mes, como hacer una dieta de 5:2 o un horario de ayuno de un día alternativo. Su riesgo de desarrollar enfermedad cardiovascular podría ser incluso menor.

Además, se realizaron estudios en mujeres obesas y con sobrepeso a las que se les pidió que ayunaran cada dos días durante ocho semanas. A estas participantes se les permitió ingerir alrededor de 500 calorías al día en su día de ayuno. Cuando las ocho semanas terminaron, estas mujeres perdieron peso, redujeron el tamaño de su cintura, disminuyeron su LDL y colesterol, bajaron su presión arterial y más.

En un estudio posterior, se descubrió que estos mismos tipos de mejoras en la salud cardiovascular, también se observaron en personas que comían con la dieta tradicional que la mayoría de los estadounidenses siguen o una dieta baja en grasas en sus días sin ayuno. Además, otros estudios que analizan el ayuno en días alternos han confirmado estos beneficios para la salud de su corazón.

Otro estudio de investigación mostró que las mujeres con sobrepeso que hacían un semi-ayuno durante dos días a la semana, lo que significaba que podían comer hasta 600 calorías en sus días de ayuno, tenían una reducción en la resistencia a la insulina, presión arterial, triglicéridos, colesterol total y LDL, inflamación y leptina. Esto demostró que las mujeres vieron resultados que podrían mejorar la salud de su corazón cuando tomaron un ayuno en días alternos o la dieta 5:2.

También se han realizado estudios sobre el ayuno diario durante el Ramadán. Estos estudios muestran que también hubo una mejora en los riesgos cardiovasculares con este tipo de ayuno. Sin embargo, a menudo esta forma de ayuno no se usa para obtener beneficios de salud y se realiza para seguir una religión. Es posible que algunos estudios no fomenten esta forma de ayuno para mantenerse saludable a largo plazo.

Para obtener algunos de los buenos beneficios derivados del ayuno intermitente, usted debe tomarse el tiempo de comer una dieta que sea saludable y nutritiva. Si opta por una de estas opciones de ayuno y luego dedica su tiempo a comer mucha comida chatarra y procesada, no le ayudará a disminuir su riesgo de desarrollar una enfermedad cardiovascular y tendrá tantos problemas como antes.

Aún se desconoce la forma exacta en que el ayuno intermitente puede disminuir su riesgo cardiovascular. Sin embargo, parece que algunos de los factores clave incluyen ayudar a la persona a perder peso, mejorar su resistencia a la insulina y la inflamación. La reducción en el tamaño de la cintura puede ser un buen indicador de que usted va en la dirección correcta cuando se trata de reducir el riesgo de enfermedad cardiovascular. Si usted tiene un gran riesgo de enfermedad cardiovascular o tiene algunos de los factores de riesgo mencionados anteriormente, entonces puede ser el momento de considerar una dieta de 5: 2 o un ayuno en días alternos para ayudarle a obtener algunos resultados y reducir su riesgo cardiovascular.

Capítulo 10: El Ayuno Intermitente y el Cáncer

Uno de los beneficios que usted puede obtener de un ayuno intermitente y que puede ser sorprendente, es que puede ayudarle a protegerse y a luchar contra el cáncer. Los estudios indican que el ayuno puede ayudar a reducir algunos de los efectos secundarios que provienen de la quimioterapia, mejorar la inmunidad, retardar el crecimiento de tumores cancerosos y aumentar las tasas de supervivencia. Aún se necesita más investigación acerca de este beneficio, pero hasta ahora parece que el ayuno intermitente puede ser beneficioso y seguro para la mayoría de los pacientes con cáncer, si se realiza bajo la supervisión de su médico o profesional médico.

¿Cómo el Ayuno Intermitente puede ayudarle a combatir el cáncer?

El ayuno puede ayudarle a combatir el cáncer porque activa el sistema inmunológico del cuerpo. El sistema inmunológico está diseñado para ayudar a encontrar y eliminar cualquier cosa extraña que esté presente y que pueda dañar su salud. Sin embargo, no es tan eficaz como para encontrar y luego eliminar células anormales en el cuerpo, como las células cancerosas. El ayuno intermitente puede ser justo lo que su inmunidad necesita para ser más eficaz y deshacerse de estas células anormales.

La investigación que se llevó a cabo en la Universidad del Sur de California, mostró que los ratones que ayunaban cuando recibían quimioterapia terminaron respondiendo más favorablemente al tratamiento en comparación con los ratones que simplemente pasaron por la quimioterapia sin ayuno. Los ratones que se encontraban en un ayuno produjeron más células del sistema inmunológico, específicamente las células T y las células B, que podían atacar y destruir tanto las células tumorales como las células de cáncer de mama. Además, el ayuno puede ser útil para hacer que los medicamentos para la quimioterapia sean más efectivos y podría retardar la propagación del cáncer a otras áreas.

Los investigadores también encontraron que pasar por varias rondas de ayuno, o al menos más de uno, podría ser suficiente para frenar el crecimiento del neuroblastoma humano, el glioma, el melanoma y el cáncer de mama. En algunos casos, parece que el ayuno puede ser tan efectivo como la quimioterapia para tratar algunos tipos de cáncer en algunos pacientes.

Un estudio sobre esto, se realizó en ratones que estaban tratando con cáncer de ovario humano. Los que padecían cáncer de ovario y siguieron un ayuno, terminaron viviendo más tiempo que los que no lo hicieron. De hecho, hasta el 20 por ciento de los ratones que tenían una forma mortal de cáncer neuroendocrino infantil, se curaron después de varias rondas de ayuno combinadas con quimioterapia. Otro 40 por ciento de los ratones mostró una menor propagación del mismo cáncer cuando combinaron los dos tratamientos juntos. En ese mismo estudio, todos los ratones que solo se sometieron a quimioterapia murieron.

Si bien los estudios se limitan a estudiar la forma en la que el ayuno intermitente puede afectar a los seres humanos, un estudio se tomó el tiempo de analizar la efectividad así como la seguridad del ayuno durante la quimioterapia. Para este estudio, 20 pacientes con cáncer se dividieron en tres grupos. Un grupo ayunó durante 24 horas, uno durante 48 y el último durante 72 horas antes de la quimioterapia. Los resultados mostraron que el ayuno ayudó a reducir el factor de crecimiento tipo insulina 1, que es un factor de crecimiento que se ha relacionado con ciertos tipos de cáncer. Incluso cuando los pacientes volvieron a su dieta regular, el efecto del ayuno continuó durante las 24 horas posteriores a la finalización de la sesión de quimioterapia.

Otra cosa interesante a considerar es que las personas que tienen el síndrome de Laron, que es un trastorno que inhibe el IGF-1, también tienen menores riesgos de desarrollar diabetes y cáncer en comparación con la población general. Esto es algo similar que puede ocurrir cuando los pacientes se someten a un ayuno antes de la quimioterapia. Este ayuno también ayudó a limitar el daño al ADN y se produjo menos toxicidad en tejidos sanos después de que se realizara el tratamiento de quimioterapia. Los ayunos más largos parecieron ser los más efectivos.

Además de todos los grandes beneficios y la efectividad del ayuno junto con la quimioterapia, los pacientes que realizaron el ayuno encontraron que no sufrieron efectos secundarios graves. En el peor de los casos, sufrieron mareos, dolores de cabeza y fatiga, lo que también podría ocurrir con el tratamiento de quimioterapia. No tenían signos de desnutrición.

¿El Ayuno Intermitente puede ayudarle con el cáncer de mama?

Las pacientes con cáncer de mama también pueden beneficiarse del ayuno. Existe evidencia de que hacer un ayuno o lidiar con la restricción de calorías puede ayudar a eliminar las células cancerosas y hacer que respondan mejor a la quimioterapia. Además, el ayuno podría aumentar la inmunidad de la persona para que pueda combatir el crecimiento del tumor y evitar que el cáncer se propague por todo el cuerpo.

En un estudio, los investigadores pusieron ratones que tenían cáncer de mama en una dieta que imitaba un ayuno y que era bajo en azúcar, proteínas y calorías. A los ratones en este ayuno se les redujeron las calorías a la mitad el primer día, y luego los siguientes tres días sus calorías se redujeron en un 9.7 por ciento. Después de cuatro días de esta dieta, a los ratones se les permitió comer de manera normal durante diez días antes de continuar con el ayuno nuevamente. Esto se repitió unas cuantas veces.

Los ratones que tomaron este ayuno tuvieron reducciones en el crecimiento celular del cáncer de mama, a pesar de que no se sometieron a quimioterapia en ese momento. Sus células cancerosas también se volvieron más sensibles a los medicamentos de quimioterapia y sus cuerpos fueron más efectivos para detectar, atacar y luego destruir el crecimiento del tumor. Después de tres rondas de este ciclo de ayuno junto con los medicamentos de quimioterapia con doxorubicina, los glóbulos blancos de los ratones aumentaron en un 33 por ciento. Es importante tener en cuenta esto, ya que estos glóbulos blancos son necesarios para ayudar al cuerpo a combatir el cáncer.

Pero, ¿qué pasa con los resultados en humanos? Un estudio que se realizó a través de la Universidad de California, analizó si los ayunos diarios podían ayudar a reducir los riesgos y la recurrencia del cáncer de mama. El estudio tomó datos auto informados de 2,413 mujeres que tenían cáncer de mama en etapa temprana entre 1995 y 2007. Los participantes tenían edades comprendidas entre los 27 y los 70 años y ayunaban durante un promedio de 12.5 horas por noche.

Las mujeres en este estudio que ayunaron durante 13 horas o menos cada noche terminaron teniendo un mayor riesgo de recurrencia del cáncer de mama en comparación con las mujeres que ayunaron más de 13 horas cada noche. Por cada aumento de dos horas en la duración de un ayuno nocturno, hubo niveles más bajos de azúcar en la sangre y una mayor duración del sueño nocturno. El informe también señaló cómo el ayuno podría ayudar a proteger contra las enfermedades cardíacas y la diabetes tipo 2.

¿El ayuno puede ayudar a reducir los efectos secundarios de la quimioterapia?

Además de ayudarle a combatir el cáncer, el ayuno puede ayudarle a superar los efectos secundarios de la quimioterapia con mayor facilidad. En un estudio que se realizó, los pacientes con cáncer que ayunaron durante un máximo de cinco días y luego tenían una dieta normal antes del tratamiento informaron que tenían menos efectos secundarios en comparación con los que no ayunaban antes del tratamiento. También informaron menos problemas gastrointestinales, menos debilidad y fatiga, reducción de calambres y entumecimiento, menos dolores de cabeza y sin vómitos. Además, el ayuno no les hizo perder una cantidad insegura de peso ni interfirió en absoluto con su tratamiento.

Sin embargo, hay algunas preocupaciones inherentes al ayuno intermitente para un paciente con cáncer. La más importante es que puede causar una pérdida de peso adicional en un paciente que ya está en riesgo de perder peso. Si bien la pérdida de peso es buena para una persona obesa o con sobrepeso, en un paciente con cáncer no es algo bueno.

Algunos pacientes también pueden tener problemas con mareos, dolor de cabeza, debilidad y fatiga debido al ayuno. Dado que el paciente ya está lidiando con un estado de debilidad debido a sus tratamientos, esto puede empeorar las cosas. Por lo tanto, los pacientes que están considerando usar un ayuno durante su tratamiento contra el cáncer deben valorar esta opción con un médico antes de comenzar. Si el médico y el paciente piensan que esta es una buena opción, entonces el paciente debe asegurarse de comenzar con un ayuno más corto e irlo extendiendo lentamente para ver si aumenta su efectividad.

Si un paciente con cáncer va a someterse a un ayuno más prolongado, uno que dura más de uno o dos días, entonces este ayuno debe ser monitoreado por un médico. Esto asegurará que el paciente reciba la nutrición que necesita durante el ayuno y que este no interferirá en absoluto con su tratamiento. Cuando el paciente no está en ayuno, debe asegurarse de comer una dieta bien balanceada que contenga alimentos integrales y muy nutritivos, así como reducir el consumo de carbohidratos refinados y comer más proteínas.

Es necesario realizar más investigaciones para ayudar a determinar si el ayuno puede ser una forma eficaz de ayudar a tratar el cáncer y para asegurarse de que los efectos secundarios de la quimioterapia y otros tratamientos para el cáncer se reduzcan al mínimo. Sin embargo, según los estudios en animales y algunas revisiones que se han hecho hasta ahora, el ayuno podría ser la respuesta que muchos pacientes de cáncer han estado esperando

.

Capítulo 11: El Ayuno Intermitente y la Epilepsia

El ayuno se ha utilizado durante siglos para ayudar a tratar el cuerpo de forma natural de muchas afecciones. Y ahora puede ser posible usar el ayuno intermitente, especialmente cuando se combina con la dieta cetogénica, como una forma efectiva de ayudar a combatir la epilepsia. Si bien aún no se han realizado estudios sobre si el ayuno intermitente puede ayudar a la epilepsia de manera efectiva por sí solo, es muy eficaz cuando funciona con la dieta cetogénica.

La evidencia preliminar ha demostrado que abstenerse de los carbohidratos y tomar un ayuno de agua podría ayudar a reducir la frecuencia de las crisis epilépticas en más de la mitad de los pacientes que recibieron la terapia basada en el ayuno, según una investigación realizada en la Universidad Johns Hopkins. Esta es una mirada poderosa al hecho de que el ayuno intermitente puede ayudar a tratar la epilepsia, especialmente en los niños que dependen de la medicación para brindarles un alivio.

¿Qué es la Epilepsia?

La epilepsia es un trastorno crónico en el que las convulsiones no provocadas y recurrentes son normales. Una persona que sufre epilepsia se clasifica como una que tiene dos convulsiones no provocadas, que no fueron causadas por ninguna condición médica reversible o conocida. Por ejemplo, si alguien tuvo una convulsión porque sus niveles de azúcar en la sangre bajaron o porque suprimió el alcohol, no se les consideraría epilépticos.

Las convulsiones que ocurren en la epilepsia pueden estar relacionadas con la predisposición familiar y la lesión cerebral en algunos casos, pero a menudo se desconoce la causa. Muchas personas que padecen este trastorno pueden tener más de un tipo de convulsiones y otros problemas neurológicos.

Aunque los síntomas de estas convulsiones pueden afectar a cualquier parte del cuerpo, los eventos que causan las convulsiones, incluidos los eventos eléctricos, ocurrirán en el cerebro. Los efectos sobre el individuo dependerán de la ubicación de ese evento, la distancia a la que se propaga y la cantidad del cerebro que se ve afectado. A veces, la convulsión es más pequeña y no causa muchos problemas, pero, con el tiempo, estos casos suelen empeorar y los efectos secundarios aumentan.

La Dieta Cetogénica y la quema de grasas

La dieta cetogénica es muy diferente al plan de dieta tradicional que la mayoría de los estadounidenses siguen. Si bien muchos estadounidenses siguen una dieta que consiste en comer muchos carbohidratos y muchos alimentos procesados, la dieta cetogénica se basa en comer muchas grasas saludables y mantener el consumo de carbohidratos lo más bajo posible.

A medida que el cuerpo deja de comer carbohidratos y no tiene una fuente constante de glucosa fácil de usar como combustible, comienza a depender de la grasa como su principal fuente de energía. El cuerpo comenzará entonces a entrar en cetosis. Las cetonas que se producen a partir de esto, activarán algunos pequeños cambios bioquímicos en el cerebro, cambios que pueden ser muy beneficiosos para los pacientes con epilepsia. Los ensayos, así como las observaciones, muestran cómo la dieta cetogénica puede ayudar al menos a la mitad de los pacientes con epilepsia que deciden probarlo y el 20 por ciento de los pacientes van a ver grandes mejoras.

Si bien es necesario realizar más estudios para ver si la dieta cetogénica puede hacer cambios en el cerebro que puedan beneficiar a las personas con epilepsia, las primeras investigaciones muestran que el proceso que se lleva a cabo durante la dieta cetogénica puede ayudar a las personas con este trastorno. Es un cambio simple de hacer y definitivamente puede ayudarle a evitar las convulsiones.

El ayuno puede ser una buena terapia independiente para la epilepsia.

En otro estudio que se realizó en la Universidad Johns Hopkins, hubo evidencias adicionales sobre los beneficios de usar la dieta cetogénica junto con el ayuno periódico. Este estudio también mostró que estos dos enfoques pueden complementarse entre sí y que usarlos juntos puede proporcionar los mejores resultados. Adam Hartman, un neurólogo pediátrico de la Universidad Johns Hopkins, explica que la evidencia actual sugiere que el ayuno no solo mejora los efectos de la dieta cetogénica en pacientes epilépticos, sino que también podría ser suficiente para cambiar el metabolismo de los niños con epilepsia y podría ser utilizado como una terapia independiente para algunos pacientes.

En este estudio los investigadores evaluaron a los niños que se sometieron solo a la dieta cetogénica y lograron resultados moderados. Luego, los niños tomaron un ayuno junto con la dieta cetogénica. Al final del estudio, cuatro de cada seis niños que fueron evaluados informaron que tenían menos convulsiones.

Esto ayuda a demostrar que el ayuno puede ser un buen tratamiento independiente para los niños que sufren epilepsia y resistencia a los medicamentos. El último estudio muestra que incluso aquellos que solo vieron un poco de alivio con la dieta cetogénica, pudieron ver algunos resultados significativos cuando comenzaron a introducir el ayuno periódico. Hartman y otros investigadores planean enfocar

estudios en el futuro para determinar cómo el ayuno intermitente puede afectar las convulsiones y si el ayuno sería un método eficaz para ayudar a controlar ciertos tipos de convulsiones
.

Capítulo 12: El Ayuno Intermitente mejora su mente y le ayuda a prevenir las enfermedades neurodegenerativas

Cualquier cosa que usted haga que sea buena para su cuerpo está destinada a ser buena para el cerebro también. Se ha demostrado que el ayuno intermitente mejora una variedad de características metabólicas que son muy importantes cuando se trata de la salud de su cerebro. Esto puede incluir cosas como la reducción de la inflamación, de los problemas con la resistencia a la insulina, de los niveles de azúcar en la sangre y reducción del estrés oxidativo en todo el cuerpo.

Se han realizado varios estudios en animales que muestran cómo el ayuno intermitente puede ayudar a aumentar la velocidad de crecimiento de las células nerviosas. Cuanto más rápido puedan crecer estas células nerviosas, más fácil será para el cerebro mantenerse lúcido y concentrado sin importar en qué esté trabajando. Además, el ayuno intermitente puede aumentar los niveles de BDNF, o factor neurotrófico derivado del cerebro, para combatir diversos problemas cerebrales como la depresión. No es de extrañar que se recomiende el ayuno intermitente para mejorar el cerebro.

Hacer un ayuno intermitente tiene muchos beneficios excelentes. Muchas personas verán una reducción en algunas enfermedades neurodegenerativas, un aumento en su enfoque y concentración y muchas otras cosas. ¡Observemos más de cerca cómo el ayuno intermitente puede ayudar a proteger su cerebro!

¿Cómo ayuda el ayuno intermitente a mejorar la forma en que funciona nuestro cerebro?

Una de las cosas más comunes que las personas desean mejorar es su concentración y el enfoque en el trabajo y en otras partes de su vida. La fatiga, la niebla cerebral y la incapacidad de mantenerse en la tarea pueden ser síntomas comunes que las personas en todas las industrias enfrentan cada día. Si se añaden algunos temas como el aumento de peso, los altos niveles de insulina y los altos niveles de azúcar en la sangre, nuestra capacidad para concentrarnos en la tarea en cuestión disminuye aún más.

El ayuno intermitente puede ser la respuesta que usted está buscando si necesita luchar contra la niebla cerebral y la fatiga mental y desea poder concentrarse y enfocarse. Un estudio reciente mostró que cuando los ratones con sobrepeso practicaron un ayuno intermitente, les ayudó mucho a mejorar las puntuaciones de aprendizaje y memoria. También hubo una gran mejora en la función estructural de sus cerebros. Es una buena combinación: ¡una cintura más delgada y una mejor función cerebral todo en un solo paquete!

Lo que esto significa es que al realizar un ayuno intermitente, incluso al ayunar unos pocos días a la semana, usted estará mejorando enormemente el funcionamiento general de su cerebro. Usted está limpiando su cerebro para poder recordar más, para poder concentrarse y para que la concentración sea más fácil que nunca.

El mal de Alzheimer y el Ayuno Intermitente

El Mal de Alzheimer es una de las enfermedades neurodegenerativas más comunes en todo el mundo. No existe una cura disponible para esta enfermedad en este momento, por lo que lo mejor es aprender cómo prevenirla en primer lugar. En un estudio que se realizó en ratas, se demostró que el ayuno intermitente podría retrasar el Mal de Alzheimer en aquellos que no lo tienen y reducir la gravedad en aquellos que ya padecen la enfermedad.

Según una serie de informes realizados, una intervención en el estilo de vida con ayunos a corto plazo realizados todos los días pudo ayudar a mejorar los síntomas del Alzheimer en nueve de cada diez pacientes. Además, varios estudios en animales sugieren que el ayuno puede ayudar con alguna otra enfermedad neurodegenerativa como la enfermedad de Huntington y el Mal de Parkinson.

Ayuda a combatir la Depresión.

La depresión y otros trastornos del estado de ánimo bajo, están aumentando rápidamente en todo el mundo. De hecho, esto se ha convertido en un tema tan importante que la Organización Mundial de la Salud predice que para 2030 la depresión será la principal causa de las enfermedades en todo el mundo. Más personas que nunca están luchando contra la depresión y otros trastornos del estado de ánimo y esto podría ser un problema fundamental.

Una de las causas principales de la depresión y el estado de ánimo bajo podrían ser los niveles crónicos de insulina y azúcar en la sangre. Las hormonas que se ven afectadas por estas dos cosas y que también pueden provocar un aumento en la diabetes tipo 2, también afectarán las hormonas que controlan nuestro estado de ánimo. Con un consumo promedio de azúcar de 160 libras por año por persona, no es de extrañar que este sea un gran problema que muchas personas enfrentan en este momento.

Lo mejor que usted puede hacer es tratar de reducir sus niveles altos de azúcar en la sangre y de insulina. Ya se ha demostrado cómo el ayuno intermitente puede ayudar a que esto suceda. Al acelerar y cambiar algunas de las hormonas en el cuerpo durante el proceso, al mismo tiempo que se reduce la cantidad de azúcar y carbohidratos refinados que se ingiere, no solo se está reduciendo el riesgo de diabetes tipo 2, sino que también se está trabajando en la mejoría del estado de ánimo y la lucha contra la depresión.

El ayuno puede proteger su cerebro contra las enfermedades.

Además de todos los beneficios que hemos analizado en este libro, el ayuno puede tener el poder de ayudar a proteger su cerebro contra varias enfermedades degenerativas. Investigadores del Instituto Nacional del Envejecimiento han encontrado pruebas que indican cómo el ayuno o el ayuno periódico durante uno o dos días a la semana puede proteger su cerebro de los efectos del Mal de Parkinson, el Alzheimer y otras enfermedades.

Cuando usted reduce la cantidad de calorías que ingiere puede ayudar a su cerebro. Sin embargo, hacer una restricción calórica regular puede no ser suficiente para que esto suceda. Es mucho mejor hacer un ayuno intermitente o recortar periódicamente las comidas en su semana, en lugar de limitarse a restringir sus calorías. Luego, implemente algunos días donde pueda comer todo lo que usted quiera. Lo que esto significa es que el tiempo es un elemento crucial en relación a la protección de su cerebro.

Reducir la ingesta diaria de alimentos a 500 calorías aproximadamente para ese día, es decir, consumir una pequeña comida durante dos días a la semana, puede tener algunos efectos beneficiosos para el cerebro e incidirá sobre la fortaleza del mismo. Es tan simple como agregar uno o dos días de ayuno a su semana y luego comer lo más normalmente posible el resto de la semana para que pueda protegerse contra algunas enfermedades neurodegenerativas del cuerpo.

Muchos científicos saben desde hace mucho tiempo que comer una dieta baja en calorías puede ayudarle a usted a tener una vida más larga. Los ratones y las ratas que se criaron con cantidades restringidas de alimentos pudieron aumentar su vida útil en un 40 por ciento o más en comparación con los que no restringieron sus calorías, y este mismo efecto se ha visto en los humanos.

Pero ahora la investigación está llevando esta idea un poco más lejos. Ahora se argumenta que tener un ayuno ocasional y no comer tanto durante uno o dos días durante la semana no va a causar la muerte prematura ni incluso la mala salud. Por el contrario, podría ayudar a retrasar la aparición de afecciones que podrían afectar el cerebro, incluso afecciones tales como el derrame cerebral, el Parkinson y el Alzheimer.

La razón por la que esto puede funcionar es que el crecimiento de las neuronas en el cerebro puede verse más afectado cuando usted reduce la cantidad de energía que ingiere. Las cantidades de químicos de mensajería entre dos células se incrementan cuando usted reduce drásticamente la cantidad de las calorías que consume. Estos mensajeros químicos desempeñarán un papel importante en el aumento del crecimiento de las neuronas en el cerebro, algo que podría contrarrestar el mal de Parkinson y el Alzheimer.

El vínculo entre impulso del crecimiento celular en el cerebro y las reducciones en la cantidad de energía que usted consume pueden parecer poco probables pero hay algunas razones evolutivas para creer en esto. En el pasado cuando los recursos eran escasos, nuestros ancestros tenían que buscar y encontrar comida. Aquellos que tenían cerebros que podían responder bien a esto, los que podían recordar dónde estaban las fuentes prometedoras de alimentos o cómo evitar a los depredadores, serían los que llegarían a la comida y sobrevivirían. Así es como se descubrió este enlace.

Actualmente, es necesario realizar más estudios sobre este efecto, y los investigadores, incluidos los de la Universidad Johns Hopkins, se están preparando para continuar. Se están preparando para estudiar cómo el ayuno puede afectar al cerebro a través de imágenes de resonancia magnética y otras técnicas. Si los resultados vuelven a ser como lo han demostrado la mayoría de los estudios, es posible que el eslabón perdido para proteger su cerebro y su salud mental sea un ayuno intermitente.

Capítulo 13: ¿El ayuno intermitente tiene efectos secundarios negativos?

A continuación se presentan algunos de los efectos secundarios negativos del ayuno intermitente:

- Sentirse lleno después de romper su ayuno y comer:

  Nuestros cuerpos generalmente siguen un plan de alimentación poco saludable. Estamos acostumbrados a comer al menos tres comidas grandes al día y luego muchos bocadillos en cualquier momento en que tengamos un poco de hambre, cuando nos acerquemos a una comida o simplemente tengamos un antojo. Debido a que estamos acostumbrados a comer con tanta frecuencia, el cuerpo aprende a esperar alimentos en ciertos momentos. La hormona grelina es la responsable de hacernos sentir hambre y está preparada para alcanzar su punto máximo durante las comidas principales. A menudo está regulada por los alimentos que ingerimos.

- Obsesionarse con las ventanas de comida y de ayuno:

  Cuando decidimos ayunar, los niveles de grelina van a seguir alcanzando el máximo en los mismos momentos en los que lo hacía antes. A pesar de que no estamos comiendo y estaremos bien cambiando nuestros horarios de comidas, estos niveles alcanzarán su nivel máximo en el desayuno, el almuerzo y la cena y nos sentiremos muy hambrientos cuando lo haga. A menudo, los días tres a cinco del ayuno serán los más difíciles. Si usted puede seguir con esto durante una semana aproximadamente y ajustar su cuerpo y los niveles de grelina a comer en diferentes momentos, el hambre desaparecerá naturalmente.

• Muchos antojos y hambre:

Una opción que usted puede probar cuando quiera combatir esos dolores por el hambre y asegurarse de no rendirse durante su ventana de ayuno es asegurarse de que ingiere mucha agua durante ese tiempo. El agua puede ayudar a llenar el estómago y hacer que se sienta más alerta. Para algunas personas, la acción de simplemente poner algo en la boca para comer o en este caso beber cuando tienen hambre, puede ser suficiente para que desaparezcan los dolores por el hambre.

Si usted necesita algo que sea un poco diferente al agua para disfrutar durante el ayuno para deshacerse del hambre, puede considerar el café negro o tomar algo de té. Esto puede ayudar a frenar su hambre. Manténgase ocupado también para no pensar tanto en el hambre. Usted puede hacer ejercicio, limpiar la casa o simplemente encontrar algo que le guste hacer.

Cuando sea el momento de volver a su ventana para comer usted necesitará planificarlo. Debe asegurarse de que este momento esté lleno de nutrientes saludables y de que esté consumiendo suficientes calorías para que pueda llenarse. Esto marcará fácilmente la diferencia en cuanto al hambre que siente durante el período de ayuno.

• Acidez

- Dolores de Cabeza

A medida que su cuerpo se acostumbra a hacer un ayuno intermitente, hay ocasiones en que el cuerpo experimentará un dolor de cabeza punzante que no es constante, sino que aparece y desaparece. Existen diferentes razones por lo que esto sucede, incluyendo la deshidratación si usted no se asegura de tomar suficientes líquidos durante su ventana de ayuno. Es una buena idea monitorear sus líquidos y mantener siempre una botella de agua cerca. Cuando usted no está comiendo, es fácil olvidar que necesita beber y la deshidratación y los dolores de cabeza que la acompañan pueden pillarlo por sorpresa.

La deshidratación no solo puede causar dolores de cabeza, sino que también usted experimentar dolores de cabeza debido a una disminución en sus niveles de azúcar en la sangre. Algunas personas cuando deciden ayunar también liberarán más hormonas del estrés en el cerebro. La buena noticia es que estos desaparecen rápidamente. Solo asegúrese de beber mucha agua durante el día, mantenga algunos analgésicos y tómelos lentamente durante los primeros días.

- Confusión mental al inicio
- Puede afectar negativamente las hormonas de las mujeres

Algunas mujeres descubren que reaccionarán negativamente cuando realizan cambios en la cantidad de la comida que comen. Para algunas mujeres, esto no es un gran problema y pueden cambiar la forma en que comen sin muchos problemas para empezar. Sin embargo, para algunas mujeres cambiar la forma en que comen y cualquier señal de que están pasando al modo de inanición puede causar problemas con sus hormonas y puede ralentizar el metabolismo.

Hablaremos más sobre este tema en otro capítulo más adelante. Las mujeres a menudo son muy sensibles a los cambios en la forma en que comen. Para preservar el sistema reproductivo, las mujeres responderán de manera diferente a estos ayunos en comparación con los hombres y deben tener cuidado al comenzar cualquiera de ellos.

- Fatiga

Durante los primeros días y hasta una semana después de comenzar un ayuno intermitente, usted puede sentirse demasiado cansado. A muchas personas les preocupa que estén haciendo el ayuno de la manera equivocada o que no sea para ellos porque se sienten muy cansados cuando lo comienzan. Lo importante aquí es seguir adelante con el ayuno y darse cuenta de que sentirse cansado al principio es completamente normal.

Cuando usted piensa en todo lo que sucede cuando está en un ayuno, no debería sorprenderle tanto que se sienta muy cansado al principio. Con su dieta tradicional su cuerpo depende mucho de los carbohidratos y azúcares procesados que se convierten en glucosa en el cuerpo. La glucosa es una fuente de energía fácil y sencilla y que el cuerpo buscará activamente. Sin embargo, nuestros cuerpos no queman eficazmente la glucosa que comemos y gran parte de ella se almacena como grasa corporal, incluso cuando queremos más.

Con el ayuno intermitente, eliminamos esa fuente de energía fácil durante largos períodos de tiempo. El cuerpo debe aprender a encontrar buenas fuentes de energía que no sean glucosa para mantenernos en funcionamiento y esto puede ser difícil. Para los que tenían malos hábitos alimenticios antes del ayuno puede ser difícil para el cuerpo saber qué hacer para obtener combustible.

El cuerpo se sentirá cansado mientras esté buscando la energía que necesita. Usted se sentirá agotado y como si solo quisiera dormir todo el día. Pero su cuerpo tardará solo unos días en comenzar a utilizar el glucógeno almacenado o la grasa corporal almacenada como combustible y obtendrá la energía de vuelta. Hasta ese momento, tómelo con calma, evite estar cerca de cualquier cosa que le estrese o que le irrite y estará bien. La irritabilidad y la baja tolerancia al estrés son comunes durante el ayuno.

Para la mayoría, estos efectos secundarios negativos solo serán temporales. A medida que su cuerpo se adapte a esta nueva forma de comer se acostumbrará y no tendrá que lidiar con ellos. Simplemente mantenga el ayuno y después de una semana más o menos en el régimen, notará una gran diferencia, ya que la mayoría de los efectos secundarios habrán desaparecido.

Capítulo 14: Hombre vs. Mujeres: ¿Por qué las mujeres deben ayunar de forma diferente a los hombres?

Seguir un ayuno intermitente puede ser una excelente manera de ayudarle a usted a aumentar su metabolismo, reducir sus calorías y perder peso mientras mejora su salud al mismo tiempo. Hay muchas maneras en las que puede hacer un ayuno intermitente y, con todos esos métodos, es fácil para todos ayunar según su estilo de vida. Sin embargo, las mujeres a menudo tienen que seguir algunas reglas especiales cuando realizan un ayuno intermitente para evitar sensibilidades a estos cambios en la alimentación que pueden alterar sus hormonas y causar problemas.

La manera en que los hombres y las mujeres ayunan es diferente y muchas veces las mujeres deberán tomar precauciones y tener cuidado cuando decidan ayunar.

A muchas mujeres les ha preocupado seguir un ayuno intermitente porque se sienten intranquilas por los posibles problemas metabólicos e interrupciones de los períodos menstruales y otras cosas por este tipo de ayuno. Por ello, las mujeres van a responder de manera diferente a los hombres con estos ayunos.

Esto no significa que las mujeres no alcancen a ver los resultados. Solo significa que usted debe tener cuidado con la forma en que ayuna y hacerlo lentamente para obtener mejores resultados. Este capítulo analizará algunos de los aspectos básicos que usted puede tener en cuenta como mujer en un ayuno intermitente para obtener los mejores resultados.

Como mujer, cuando usted decide realizar un ayuno intermitente debe tener cuidado con el método que elija, cuánto ayuna y la cantidad de calorías y nutrición que consume cada día. Las mujeres a menudo son sensibles a los cambios en su dieta e incluso aun cuando obtienen suficiente nutrición y calorías mientras ayunan, los períodos más largos de no comer pueden afectarles negativamente.

Las mujeres aún pueden seguir un ayuno intermitente y ver algunos resultados excelentes, pero deben tomar algunas precauciones adicionales para asegurarse de que lo están haciendo de una manera segura y eficaz para ellas. Para algunas mujeres, estas precauciones no son necesarias y podrán hacer un ayuno sin tener ningún efecto negativo. Para otras mujeres, este capítulo les ayudará a asegurarse de que escuchen a sus cuerpos y se mantengan a salvo mientras ayunan.

¿Qué le sucede a las hormonas de las mujeres mientras ayunan?

El ayuno intermitente puede no parecer un gran problema para la mayoría de las personas. Es posible que piensen que involucrarse y experimentar un poco no va a suponer una gran diferencia. Pero para algunas mujeres, estas pequeñas decisiones pueden tener un gran impacto. Las hormonas que son responsables de regular las funciones clave en las mujeres, incluidas la ovulación y la reproducción, pueden ser sensibles con respecto a la energía que ingieren.

En ambos sexos, el eje hipotálamo-hipófisis-gonadal, que es el funcionamiento cooperativo de tres glándulas endocrinas, puede actuar como un controlador de tráfico aéreo. Primero, su hipotálamo liberará una hormona conocida como GnRH. Esto luego le dirá a su glándula pituitaria que libere la hormona LH y la hormona FHS.

Estas dos hormonas actuarán sobre las gónadas del individuo, que serían los ovarios o los testículos. En las mujeres esto significa que estas hormonas van a desencadenar la producción de progesterona y estrógeno, las cuales son necesarias para liberar un óvulo maduro y ayudar a mantener un embarazo. Para los hombres estas hormonas van a desencadenar la producción de testosterona y la producción de esperma.

Se supone que esta reacción ocurre en un momento específico para ayudar a que el ciclo en las mujeres se mantenga lo más regular posible. Para que esto suceda, los pulsos de GnRH deben cronometrarse para que todo funcione en el momento correcto. Sin embargo, el problema se presenta porque estos pulsos son muy sensibles a los factores del entorno. Usted podrá pasar estas cosas por alto con el ayuno si no le presta atención a su cuerpo y a lo que está sucediendo. Incluso un ayuno a corto plazo puede terminar causando muchos problemas para las mujeres.

¿Por qué el ayuno intermitente parece afectar más a las mujeres que a los hombres?

Muchos estudios no están seguros de por qué el ayuno intermitente afecta más a las mujeres que a los hombres. Unos piensan que tiene que ver con los niveles de kisspeptina en mujeres frente a hombres. Esta es una molécula que las neuronas usan para comunicarse entre sí. Esta hormona va a estimular la producción de GnRH en ambos sexos y tendrá una sensibilidad muy alta a las hormonas insulina, leptina y grelina, que son responsables de regular el hambre y la saciedad.

Una cosa interesante es que las hembras producen niveles más altos de esta hormona en comparación con los hombres. A mayor cantidad de esta hormona en el cuerpo, mayor será la sensibilidad a cualquier cambio en el balance energético. Esta puede ser una buena pista de por qué a muchas mujeres les cuesta practicar cualquiera de estos ayunos.

Para muchas mujeres que hacen ayuno, la mejor opción que pueden probar es limitar la cantidad de tiempo a la hora de comenzar. Elegir opciones como la dieta 5:2 o la dieta 16/8 a menudo es lo mejor, pero deben evitar opciones como la dieta del guerrero.

¿Hay algún momento en el que usted deba dejar de hacer un ayuno intermitente?

Recuerde que muchas mujeres serán sensibles a los cambios en la alimentación. Si bien la mayoría de las mujeres pueden evitar los problemas simplemente entrando lentamente a su ayuno intermitente, otras mujeres pueden encontrar que el ayuno intermitente no es para ellas y necesitan probar algo más. El comienzo de ciertos síntomas es la forma en que el cuerpo le dice que las cosas deben cambiar. Muchos de estos síntomas pueden llevar a enfermedades graves y problemas de salud en el futuro. Algunas de las señales de que el ayuno intermitente está causando problemas en lugar de beneficios y que es hora de detenerlo incluyen:

- Usted siempre tiene frío y no puede calentarse.

- Usted observa que su sistema digestivo se ha ralentizado.

- Usted no tiene interés en la vida romántica, especialmente si usted tenía una buena vida romántica antes del ayuno.

- Usted siente que su corazón tiene ritmos extraños. Cuidado con los latidos rápidos en momentos aleatorios.

- Usted tiene muchos cambios de humor y parece que están todo el tiempo.

- Usted nota que cuando surge algún tipo de estrés en su vida, su tolerancia es baja y parece que no puede manejarla en absoluto.

- Si usted termina lastimándose durante su tiempo de ayuno y tiene muchos problemas para curarse. O si usted comete un error y tiene problemas para solucionarlo sin importar lo que esté sucediendo.

- Cuando usted termina un entrenamiento mientras ayuna y le cuesta recuperarse. Si usted solía entrenar y empieza a tener problemas para recuperarse una vez que comience a ayunar, también es algo que debe tener en cuenta.

- Usted observa que su piel está muy seca cuando ayuna y nada parece ayudar.

- Usted nota que se le está cayendo el pelo.

- Es difícil para usted quedarse dormida e incluso cuando se duerme, es difícil mantenerse dormida por la noche.

- Usted observa que su ciclo menstrual está cambiando. Puede ser irregular durante más de un mes o si se da cuenta de que pierde su ciclo durante algunos meses seguidos y no está embarazada.

Si usted comienza a notar que algunas de estas condiciones le están afectando, entonces puede ser el momento de hacer algunos cambios en su horario de ayuno. Si se encuentra en un ayuno de días alternos, entonces tal vez vuelva al método de comer- dejar de comer- comer o al método 16/8 para ayudarle a perder peso. Estos son más fáciles para el sistema y no afectarán sus niveles hormonales en absoluto. Si ya estaba haciendo alguno de estos ayunos entonces puede ser el momento de detener el ayuno intermitente por completo.

Capítulo 15: ¿Qué debe esperar cuando comience un ayuno?

Una vez que usted comienza con el ayuno puede que esté ansioso, pues no sabe qué esperar. La mayoría de nosotros rara vez nos hemos perdido una comida a menos que estuviéramos enfermos y hemos pasado la mayor parte de nuestras vidas diciéndonos que el ayuno es muy malo para nuestra salud. Incluso, sabiendo todos los grandes beneficios para la salud que se han analizado en este libro, aún puede ser un poco difícil entender qué sucederá cuando comience su ayuno.

La situación puede ser difícil cuando realice los primeros ayunos. Si puede superar los primeros dos o tres, entonces las cosas se ponen más fáciles, pero prepárese para un par de días difíciles a medida que comienza a adaptarse. El hambre que le molesta al principio, comenzará a disiparse un poco y se puede calmar con la ayuda de un vaso de agua. También puede tratar algunos otros problemas, como los dolores de cabeza y la acidez estomacal de los que hablamos antes, pero estos a menudo desaparecen después de algunos ayunos.

Algunas personas experimentarán más problemas con su ayuno en comparación con otras. Nadie está muy seguro de por qué algunas personas tienen problemas más grandes, pero puede tener que ver con la dieta que usted tenía antes de comenzar a ayunar. Una causa de que el ayuno sea más difícil para algunos en comparación con otros es un fenómeno que se conoce como inflexibilidad metabólica. Los efectos secundarios pueden golpearle con fuerza cuando el cuerpo se ha acostumbrado tanto a la cantidad constante de carbohidratos y azúcar de los alimentos que está fuera de práctica y recurre a nuestras reservas de grasa para obtener energía. Sin embargo, el cuerpo es muy adaptable y, después de unos pocos ayunos, aprenderá cómo acceder a las reservas de grasa para mantenerse energizado y los efectos secundarios se desvanecerán.

Hay algunos problemas diferentes que un principiante de ayuno puede experimentar. Algunos de estos incluyen:

- Hambre intensa: estos dolores por hambre aparecerán y desaparecerán durante el día. Estos dolores son como olas, en lugar de algo que simplemente se acumula, por lo que solo necesita encontrar formas de distraerse para hacerlo más fácil.

- Dolores de cabeza: estos son comunes cuando empieza por primera vez. Tomar algunos analgésicos y beber muchos líquidos puede ayudar.

- Mareo: algunas personas afirman sentirse un poco mareados y desvanecidos cuando hacen ayuno. Cuando usted llegue a su ventana de comer, coma algo un poco salado.

- Sentirse cansado: esto va a suceder porque el cuerpo no ha tenido tiempo de aprender cómo acceder a las reservas de grasa que tiene como combustible. Una bebida salada puede ayudar con esto.

- Mucha irritabilidad: esto puede ser un gran problema cuando usted está cerca del final de su ayuno. Planear las comidas que usted va a comer con anterioridad puede realmente ayudar. Tenga en cuenta que su temperamento puede ser breve, aprenda a mantener la calma o mantenerse alejado de otras personas.

- Insomnio: algunas personas tienen problemas para quedarse dormidos cuando realizan sus primeros ayunos. La buena noticia es que la mayoría de estos efectos se desvanecerán en una semana o menos. Tener un buen plan de comidas la primera vez que comience su ayuno intermitente y cumplirlo puede marcar una gran diferencia en lo bien que se siente y en el éxito del ayuno. Cuando planifique las comidas, agregue muchos nutrientes y tenga en cuenta que su primera comida sea la más grande para ayudar al cuerpo a obtener suficiente sustancia después de ayunar.

También hay algunas cosas que puede hacer para reducir los efectos secundarios de un ayuno intermitente y ayudarle a estar mejor preparado para este tipo de plan de alimentación. Primero, tómeselo con calma durante las primeras semanas. Si tiene un gran proyecto en el trabajo u otra situación estresante, entonces espere para comenzar con un ayuno intermitente.

Estas situaciones harán que tenga ganas de comer todo el tiempo y pueden causarle dolores de cabeza e irritabilidad. Añadir un ayuno intermitente además de todo eso, solo empeorará las cosas. ¡Considere tomarse unos días de descanso en el trabajo si puede o simplemente elija un momento que sea menos estresante y exigente para que pueda obtener los mejores resultados!

La planificación de comidas es otra opción que puede elegir. Después de que usted termine con un ayuno, especialmente durante las primeras veces, estará realmente hambriento. El cuerpo no está acostumbrado a pasar tanto tiempo sin comer y tan pronto como pueda comer algo, querrá engullir todo lo que pueda. Si no tiene un plan en marcha, comerá todo lo que está en la cocina y consumirá demasiadas calorías en el proceso.

Usted puede evitar este problema con un buen plan de comidas. Puede preparar sus comidas con anticipación, especialmente para los períodos de alimentación inmediatamente después de que termine su ayuno. De esa manera, cuando usted termine el ayuno, simplemente puede tomar la comida preparada y disfrutarla sabiendo que la comida tiene todos los buenos nutrientes que su cuerpo necesita y que lo llenarán.

Una cosa que hay que recordar acerca de la planificación de las comidas con el ayuno intermitente, es considerar hacer un poco más grande la primera comida después de un ayuno. Muchos de nosotros elegimos la cena como nuestra comida más importante, pero cuando usted termina con un ayuno el cuerpo tiene hambre y lleva mucho tiempo sin comer nada. Ciertamente, usted puede proporcionarle una pequeña comida después del ayuno, pero terminará hambriento e insatisfecho. Una mejor opción es agregar un poco más a esa primera comida para ayudar a proporcionar nutrientes al cuerpo y hacer que se sienta mejor. Esto puede hacer que el ayuno sea más placentero y se asegurará de que usted no atacará el refrigerador simplemente porque todavía tiene hambre después de su ayuno.

Capítulo 16: Mantener el Ayuno: ¿Qué está permitido durante el ayuno?

Muchas personas se preguntan qué se les permite comer durante su estado de ayuno. Comprenden que deben evitar las bebidas con calorías, alimentos y bocadillos durante este tiempo. Sin embargo, ¿qué pasa con algunos de los artículos que pueden no ser considerados como alimentos, como los chicles, mentas para el aliento e incluso medicamentos? Estos pueden estar en un tipo de área gris cuando se trata de ayuno intermitente.

El tipo de ayuno que usted siga determinará qué puede comer y aún mantener para el ayuno. Por ejemplo, el ayuno de un día alterno regular no le permitiría comer nada en sus días de ayuno, pero la versión modificada le permite consumir hasta 500 calorías durante esos días de ayuno.

Sin embargo, en todos los tipos de ayuno cuando usted está ayunando y sin comer la única comida permitida, debe abstenerse de ingerir alimentos y bebidas que contengan azúcares y calorías adicionales. Veamos más de cerca lo que está permitido cuando usted está ayunando y cómo asegurarse de mantener su estado de ayuno.

El Estado de Ayuno

En la mayoría de las formas de un ayuno intermitente, se le pedirá que separe sus períodos de alimentación y de ayuno. Durante los períodos de alimentación se le permite comer la cantidad de alimentos integrales y nutritivos que el cuerpo necesita para mantenerse saludable. Cuanto más se pueda llenar con alimentos saludables, mejor se sentirá cuando vuelva a su periodo de ayuno. Concéntrese en los granos integrales, proteínas magras, muchas frutas y verduras y algunos productos lácteos saludables si puede consumirlos. Limite todo lo posible la comida chatarra y procesada.

Sin embargo, cuando usted está ayunando necesita mantener el ayuno. No debe comer nada durante la porción de ayuno de este programa de alimentación. Esto permite al cuerpo entrar en el estado de quema de grasa que necesita y puede ayudarle a reducir las calorías. Puede beber tanto café, té y agua como desee para asegurarse de mantenerse hidratado.

Cuando se trata de ayunar, se debe evitar todo excepto los líquidos que mencionamos anteriormente. Si las circunstancias especiales le afectan entonces usted puede tener eso en cuenta y hacer algunos cambios en su ayuno. Pero esta es una excepción y no la regla. Para la mayoría de las personas que practican un ayuno intermitente, lo mejor es evitar comer cualquier cosa y solo consumir las bebidas enumeradas anteriormente para asegurarse de que no caiga en deshidratación.

Si usted se mete algo en la boca es porque se trata de algo que debe ingerir mientras esté en su ayuno. Esto puede incluir cualquier comida y bocadillos, así como mentas para el aliento, chicle, etc. Algunos protocolos de ayuno pueden permitirle consumir estos productos y no considerarlos como una interrupción de su ayuno. Sin embargo, en su mayor parte es mejor abstenerse de cualquier cosa, excepto las bebidas no calóricas. Se pueden hacer excepciones con cosas tales como la medicación. Si necesita tomar un determinado medicamento cada día, puede considerar seguir la dieta 5:2 o un ayuno alternativo modificado para que pueda tomar algo de comida junto con su medicamento para evitar enfermar en el proceso. Los suplementos y otros productos similares también deben evitarse hasta que pueda comer algo con ellos.

La idea del café a prueba de balas o "bulletproof coffee" se ha introducido recientemente y muchas personas se preguntan si debería contarse como algo que rompe el ayuno. Es el café, que es una de las bebidas permitidas durante el ayuno, pero este tipo de café agrega otros ingredientes que aumentan su cantidad de calorías.

En la mayoría de los casos, lo consideraría como algo que rompe su ayuno porque también contiene otros alimentos y calorías. Usted puede introducirlo fácilmente con la primera comida que consume durante el día y obtener los mismos resultados. Sin embargo, si su protocolo dice que no está rompiendo el ayuno, entonces también está bien seguir esa regla de oro.

La Dieta 5:2 y el ayuno en días alternos modificado

Con el ayuno en días alternos modificado y la dieta 5:2 hay reglas ligeramente diferentes. Estos métodos le permiten comer un poco en su día de ayuno, pero usted debe mantener esto al mínimo. No se le permite quedarse pastando y no puede simplemente comer lo que quiera o volverá a su estado original.

En ambas versiones de ayuno intermitente usted puede consumir hasta 500 calorías por día. Con la dieta 5:2 la mayoría de las personas optarán por dos comidas durante el día de 250 calorías cada una. Con el ayuno en días alternos modificado se recomienda que ingiera solo una comida que sume 500 calorías preferiblemente hacia el final del ayuno o antes de irse a la cama. Ambos pueden ser efectivos, por lo que puede elegir el método que más le convenga.

En ambas versiones modificadas cuando usted coma debe asegurarse de que sus comidas sean lo más nutritivas posible. Usted descubrirá rápidamente que comer un montón de basura no le va a llenar y puede hacer que su ayuno sea aún más miserable cuando comiencen los antojos. Piénselo. Dos rosquillas equivalen a 500 calorías; sin embargo, definitivamente no son tan abundantes y nutritivas como un pavo o pollo, media taza de fruta, media taza de verduras y un vaso de leche u otra comida similar. Elija sus comidas con prudencia y no se sentirá privado cuando esté en el ayuno.

Fuera de las 500 calorías que puede consumir en estas versiones modificadas, debe seguir las mismas reglas que en los otros ayunos. No se le permite comer nada durante el ayuno. Los suplementos a menudo se desaconsejan y deben guardarse para su ventana de alimentación para evitar el malestar estomacal. Se deben evitar las sodas y otras bebidas azucaradas, pero puede tomar agua, té y café. Si tiene medicamentos que debe tomar en ciertos momentos, entonces está bien, pero si tiene algo de libertad sobre cuándo tomarlos, espere hasta que la ventana para comer comience nuevamente.

Capítulo 17: ¿Cómo puede usted seguir su progreso mientras ayuna?

Cuando usted hace un ayuno intermitente quiere ver resultados. Pero, ¿cómo sabe cuándo está viendo resultados? Solo con mirarse al espejo todos los días puede ser difícil ver cuando ocurren. Aquí hay algunas formas en las que usted puede hacer un seguimiento de su progreso para que cada vez que quiera controlarse o cuando necesite un poco de motivación adicional, pueda ver lo lejos que ha llegado.

Tome fotos de su progreso

A nadie le gusta tomarse fotos de ellos mismos cuando están al comienzo de su diario de pérdida de peso. Sin embargo, no importa lo incómodo que le haga sentir tomarse esa fotografía cuando no está en forma, pues saber dónde se encuentra cuando usted comienza con el ayuno o con cualquier tipo de plan de dieta puede ser esencial. Para muchas personas es fácil confiar en la báscula y dejar que sea esta la que esté a cargo, pero si usted considera cuestiones como la distribución del peso corporal, las ganancias de masa magra y el peso del agua, solo con mirar el número de la báscula puede hacer que se pierda muchos buenos cambios que están ocurriendo.

Tomarse la foto es muy importante. Sí, usted ya se mira al espejo todos los días, pero como ya lo hace al menos una vez al día los cambios que se produzcan serán prácticamente imperceptibles. Debe tomarse las fotografías para asegurarse de que realmente puede ver los cambios.

Las imágenes son agradables porque le dan una cierta separación del espejo para ver lo que realmente está sucediendo. Pueden permitirle ver de dónde comenzó y luego comparar eso con el lugar donde se encuentra ahora. Incluso puede poner las imágenes una al lado de la otra y ver si esto prueba que hay algunos cambios importantes que han ido ocurriendo con el tiempo.

Cuando usted esté comenzando con un ayuno intermitente, asegúrese de tomar fotografías de frente, los costados y la parte posterior. Luego, cada pocas semanas o cada mes tome esas mismas fotos nuevamente. No succione su estómago ni lo saque, simplemente manténgase relajado y mantenga las condiciones entre una imagen y otra, tan similares como pueda. Esto hace que sea más fácil obtener resultados precisos y ver qué está pasando. Si es posible, asegúrese de llevar el mismo atuendo, tome las fotografías casi a la misma hora del día y trate de mantener la misma iluminación y ángulos.

Después de haber estado en su ayuno intermitente durante algunos meses, saque estas imágenes y compárelas una al lado de la otra. Si bien puede haberse estado mirando en el espejo y no haber notado diferencias, estas imágenes deben contar una historia diferente. Si siguió el ayuno intermitente de la manera correcta y siguió una dieta saludable, podrá notar la diferencia de un conjunto de imágenes al siguiente y la diferencia entre el primer conjunto de imágenes y dónde se encuentra en este momento.

Compruebe los indicadores.

Este método se usa a menudo cuando se trata de levantar pesas, pero también puede hacerlo con otras opciones. Veamos primero el levantamiento de pesas. Cuando usted comience, tómese un tiempo para probar sus indicadores de fuerza. Compruebe y vea cuánto puede tirar y presionar. ¿Cuáles son sus números en cuclillas? Esto le da una buena idea de su línea de base para la fortaleza, y luego puede averiguar qué números son los más asequibles para trabajar en ellos. Si alguna vez usted se siente desanimado o como si no estuviera progresando, regrese a esos indicadores y observe lo fáciles que son y cuánto puede superarlos. Puede que le sorprenda lo mucho que ha aumentado su fortaleza.

Usted puede hacer esto con cualquier tipo de entrenamiento. Si usted comenzara a caminar como un ejercicio, vea lo rápido que puede hacer una milla y luego pruébese para ver si puede aumentar la velocidad. Si usted estaba comenzando y su límite para ejercitarse era de dos millas o 30 minutos de ejercicio cardiovascular, presiónese y vea lo lejos que puede llegar la próxima vez que se sienta desanimado.

Asegúrese de anotar estos números. Pueden ser excelentes indicadores de su fortaleza actual y puede usarlos para verificar si se está fortaleciendo o no. Muchas veces, pensamos que estamos estancados porque no somos capaces de alcanzar un objetivo particularmente difícil. Pero luego volvemos y nos probamos a nosotros mismos, y descubrimos que las cosas realmente cambiaron; simplemente no nos dimos cuenta.

Utilice la cinta métrica.

Usted puede estar confiando en la báscula para saber si está progresando o no, pero es importante recordar que no todo el peso que pierda va a ser grasa. Para ver si realmente está empezando a ser más ágil y ha progresado, incluso cuando la báscula no parece querer moverse, debe sacar una cinta métrica. Algunas áreas que puede medir son sus hombros, bíceps, muslos, cintura, caderas y pecho.

Saber las medidas alrededor de su cuerpo podría ayudarle a tener un cuerpo que sea proporcionado. Donde su cuerpo almacene gran parte de la grasa puede ser un gran signo de advertencia de complicaciones relacionadas con la obesidad. Estas complicaciones incluyen problemas como enfermedades del corazón, derrame cerebral y diabetes. Usted puede usar estas medidas para conocer la relación entre la cintura y la cadera y determinar si también corre un riesgo mayor de sufrir estos problemas.

Dado que el ayuno intermitente está destinado a ayudarle a perder peso y también a perder grasa corporal, la opción de la cinta métrica es una gran idea. A veces, la báscula no se moverá en la dirección que desea y esto puede ser frustrante. Sin embargo, cuando registra sus mediciones de forma regular verá cambios en el cuerpo, incluso si la báscula no se mueve de la manera deseada.

Para ayudarle a llevar un registro de sus propias mediciones personales, obtenga un diario y anote la fecha y las mediciones de al menos sus brazos, caderas y cintura. Puede medir cualquier otra parte del cuerpo que desee para mantenerse en el buen camino. Solo sostenga la cinta métrica contra la piel y mida alrededor, pero no tire con fuerza ni haga nada que pueda darle un número inexacto.

Usted debe comprobar estas medidas regularmente. Una vez al mes es una excelente línea de tiempo porque le da tiempo suficiente para ver algunos resultados. Si desea medirse más a menudo o hacerlo cada pocos meses, entonces esto también estará bien. Solo asegúrese de elegir un límite de tiempo lo suficientemente separado, pero no demasiado, para que usted pueda ver sus resultados.

¿Cuánta energía posee usted ahora?

Otro beneficio que usted puede obtener cuando realiza un ayuno intermitente es más energía. Una vez que haya terminado las primeras semanas de su ayuno y pueda ajustar el cuerpo a este nuevo horario de comidas, verá una tonelada de energía en su vida diaria. Medir la cantidad de energía que tiene a medida que avanza en su ayuno intermitente puede ayudarle a realizar un mejor seguimiento de cómo está funcionando el ayuno.

La mejor manera de monitorear esto, es tomarse unos minutos para registrarlo. Comience aproximadamente una semana antes de decidirse a ayunar. Describa la cantidad de energía que tenía, cómo era su estado de ánimo durante el día y algunas otras notas. Luego, mantenga este proceso a medida que empiece el ayuno intermitente. Siga escribiendo durante el próximo mes más o menos. Cuando se acabe el tiempo o cuando lo desee, mire hacia atrás las notas que tomó y vea qué diferencia hay en su estado de ánimo, niveles de energía y perspectiva de la vida.

Sus indicadores de salud.

Las visitas regulares al médico también pueden ayudarle a determinar si está progresando con su ayuno intermitente. Puede realizarse pruebas importantes como una prueba de detección de diabetes y colesterol y luego comparar los números. Muchas personas descubren que tienen más éxito cuando consultan con su médico. Antes de realizar un ayuno intermitente considere realizarse un chequeo y algunas pruebas simples para ver cómo están sus niveles.

Después de haber estado en el ayuno durante aproximadamente seis meses, regrese a su médico y verifique nuevamente esos niveles. Si estuvo haciendo un buen trabajo manteniendo su ayuno y comiendo alimentos saludables durante su ventana de alimentación, se sorprenderá gratamente con los resultados que obtendrá cuando regrese al médico.

Mida la grasa de su cuerpo.

Otra forma de verificar si el ayuno intermitente funciona para usted es midiendo la grasa corporal. Recuerde que uno de los beneficios de hacer un ayuno intermitente, es que usted perderá mucha grasa abdominal además del peso. Si usted se toma el tiempo para medir su grasa corporal, podrá ver lo efectivo que es el plan de alimentación.

Las mediciones del pliegue cutáneo son una excelente manera de estimar el porcentaje de grasa que hay en su cuerpo en función de la grasa que se encuentra debajo de la piel. Si bien puede que no esté contento con el número que ve al principio, es una buena idea hacer esta medición porque le da un punto de partida cuando está a dieta.

Tenga en cuenta que a veces los resultados pueden ser hasta de un seis por ciento. Sin embargo, si usted sigue el mismo método cada vez que hace esto, será más fácil ver su progreso y determinar la cantidad de grasa que pierde según la tendencia de pérdida de porcentaje de grasa.

Pruébese ropa vieja.

Si usted está en un ayuno intermitente y siente que se ha estancado o simplemente quiere ver lo lejos que ha llegado, probarse la ropa vieja puede ayudarle a obtener una buena perspectiva de su avance. Claro, es posible que usted no haya alcanzado el objetivo que se propuso, pero cuando se pone un par de jeans viejos que solían estar ajustados y ahora están holgados, ¡ciertamente puede hacerle sentir bien! Si bien es una buena idea deshacerse de mucha de su ropa vieja a medida que usted rebaja para no tener la tentación de volver a comer mal y tener la ropa allí y lista, mantener algunas prendas que usar como medida puede ser una buena idea para darle seguimiento a su progreso.

Utilice la báscula.

Otra forma en que usted puede medir y hacer un seguimiento del progreso que obtiene durante el ayuno intermitente es usar la báscula. Esto le ayuda a ver exactamente cuánto peso ha perdido y cuánto ha avanzado desde que comenzó. La razón por la que está tan abajo en la lista es porque no siempre es el mejor indicador.

Claro, usted quiere ver que su peso baja. Esto le ayuda a combatir muchas afecciones de salud y demuestra que está más saludable y en mejor forma en general. Pero si agrega ejercicios, especialmente el entrenamiento de fuerza, es posible que los números no siempre se sumen de la manera correcta. El músculo pesa más que la grasa, así que mientras quema grasa con su ayuno puede estar acumulando músculo y eso le puede dar un número más alto en la báscula. Use la báscula como herramienta, pero asegúrese de que se usa como complemento de los otros métodos que se analizaron aquí

.

Capítulo 18: ¿Usted debe hacer ejercicio mientras ayuna?

El ayuno intermitente más efectivo es aquel en el que también se agregan muchos ejercicios saludables. El ayuno intermitente puede hacerle mucho bien a la hora de reducir calorías y ayudarle a perder peso, pero la otra parte de la ecuación para usted es que también debe agregar algo de ejercicio. El ejercicio puede ayudarle a mantener su masa muscular, quemar más calorías de las que quemaría con el ayuno solo y darle más energía para pasar el día.

Una pregunta común que pueden hacerse las personas en un ayuno intermitente es cómo pueden agregar más ejercicio a su día y cuáles son los mejores. Para que sea sencillo, cualquier ejercicio que disfrute y que siga haciendo a largo plazo será perfecto. Sin embargo, hay ocasiones en que un entrenamiento específico será más efectivo o agradable para usted.

Si puede, lo mejor es hacer una buena combinación de ejercicios con entrenamiento con pesas, cardio y entrenamiento de fuerza combinados. Pero hacer un tipo de ejercicio que usted ame, es mejor que no hacer nada en absoluto. Exploremos algunos de los diferentes tipos de ejercicios que usted puede considerar con el ayuno intermitente y cómo realizarlos de manera segura para obtener los mejores resultados.

Levantamiento de pesas y el ayuno Intermitente

A muchas personas les gusta comenzar un entrenamiento con pesas o entrenamiento de fuerza cuando se someten a un ayuno intermitente. Esto puede ser beneficioso de varias maneras. Primero, le ayuda a desarrollar muchos músculos magros y fuertes que le hacen lucir más tonificado y puede quemar más grasa y calorías que con solo el ayuno intermitente. El entrenamiento de fuerza también puede funcionar cuando usted esté en un estado de ayuno porque no necesita quemar combustible tan rápido como lo necesitaría con cardio.

Muchas personas que agregan entrenamiento con pesas a su rutina lo harán mientras estén en ayunas, aunque está bien hacerlo en cualquier momento que tenga tiempo. Hacer esto durante el estado de ayuno puede ayudarle a quemar más glucógeno que antes, brindándole mejores resultados.

Si elige entrenar con pesas durante un ayuno, intente organizarlo de manera tal que termine su ventana de ayuno justo después de que el ejercicio haya terminado. De esta manera, puede obtener los beneficios del entrenamiento mientras está en ayunas y luego puede proporcionarle al cuerpo los nutrientes que necesita para reparar esos músculos una vez haya terminado el entrenamiento.

La mejor opción del entrenamiento con pesas mientras realiza un ayuno intermitente es hacer menos repeticiones con más peso. Esto le ayudará a obtener el músculo más fuerte y que se ve delgado sin tener que pasar horas en el gimnasio. Comience con poco y tal vez incluso omita los entrenamientos al principio. Se volverá más fuerte y podrá aumentar de peso, pero recuerde que este es un momento en el que su cuerpo se está ajustando, por lo que nunca debe forzar.

¿Es una buena idea incluir HIIT en su plan de ejercicios?

Usted quizás desee considerar agregar a su programa de ejercicios HIIT o entrenamiento de intervalos de alta intensidad. Este tipo de ejercicio realmente puede ayudar a agregar muchos beneficios adicionales de salud y no requiere que pase horas en el gimnasio como otros métodos o formas de ejercicio.

Los investigadores han estudiado los ejercicios HIIT y han descubierto que pueden ser efectivos. Se ha demostrado que hacer tres rondas de 20 segundos de HIIT tres veces a la semana puede dar al cuerpo tantos beneficios como los que se obtienen mientras se corre en la máquina para correr. En lugar de pasar todo ese tiempo corriendo en la máquina para correr o en el gimnasio, usted puede dedicar entre 10 y 15 minutos a su entrenamiento y obtener los mismos beneficios.

Para aquellos que están comenzando con su ayuno intermitente y no están acostumbrados a los efectos, o aquellos que no están acostumbrados a hacer mucho ejercicio, puede ser un buen plan para ayudarles a comenzar. Obtendrá un montón de beneficios con solo una breve ráfaga de ejercicio, y ¿quién no querría eso?

Usted puede elegir entre varias opciones de HIIT. Puede hacer todo el entrenamiento basándose en esta idea o encontrar maneras de agregarlo a su entrenamiento regular. Por ejemplo, usted puede hacer diez minutos de estas rachas o salir a caminar dos millas y agregar tres o cuatro rondas con una carrera corta que dura aproximadamente 20 segundos cada una. Ambos le brindarán buenos beneficios para su salud en un período de tiempo más corto.

¿Usted debe preocuparse por preservar su masa muscular durante un ayuno intermitente?

Muchos expertos coinciden en que el 80 por ciento de los beneficios para la salud que se obtienen del ejercicio y la dieta, provienen de su dieta. El otro 20 por ciento vendrá del ejercicio que usted hace. Esto significa que es más importante concentrarse en consumir los tipos correctos de alimentos para ayudarlo a perder peso y mantener intacta su fuerza muscular. Sin embargo, agregar ejercicio a la mezcla realmente puede ayudarle a estar más saludable.

Algunas investigaciones analizaron los datos de los participantes que estaban en el programa "The Biggest Loser". La información que se examinó para esta investigación incluyó la tasa metabólica en reposo, la cantidad total de energía utilizada y la grasa corporal total de todos los participantes y estas cifras se midieron tres veces. Se midieron en el momento justo en que comenzó el programa, después de seis semanas de inicio del programa y finalmente se midieron después de 30 semanas.

Los investigadores descubrieron que la dieta que consumían los participantes era la principal responsable de la pérdida de peso y que solo alrededor del 65 por ciento de esa pérdida de peso provino de la grasa corporal. El resto provino de una pérdida de masa muscular magra. Los que hicieron ejercicio solamente, perdieron únicamente grasa con un ligero incremento de la masa muscular magra. Esto significa que es posible perder un poco de masa muscular si solamente se sigue una dieta, pero si se agrega ejercicio usted podrá mantener e incluso aumentar esa masa muscular mientras hace una dieta saludable, como en un ayuno intermitente

.

Capítulo 19: ¿Qué sucede si usted no ve los resultados de su ayuno?

El ayuno intermitente es una excelente manera de obtener la mejor salud de su vida y perder peso al mismo tiempo. Sin embargo, hay ocasiones en que es posible que no vea los resultados exactos que desea. Cuando esto sucede, muchos ayunadores se preguntan por qué no están perdiendo peso. Generalmente hay una explicación bastante simple para esto. La más común es que ha perdido algo de peso, pero debido al aumento del tono muscular o las variaciones naturales que se producen en el peso de su cuerpo durante el día, no aparece en la báscula. Hay varias razones por las que es posible que usted no vea los resultados de su ayuno intermitente de inmediato, y algunas de estas son:

- *¿Cuánto tiempo ha estado haciendo el ayuno intermitente?*

La duración de su ayuno intermitente puede marcar la diferencia. Si ha comenzado recientemente con el ayuno no verá una gran de pérdida de peso en solo una semana. Tomará un poco de tiempo para que su cuerpo se adapte a este nuevo plan de alimentación. Si bien muchas personas que realizan un ayuno experimentan de inmediato una pérdida de peso, esta pérdida temprana de peso se debe al cambio en la cantidad de agua que el cuerpo retiene.

Esto significa que una de las razones por las que usted no ve mucha pérdida de peso, es porque al principio no perdió mucha agua. Incluso usando una cinta métrica para revisar su cintura y otras partes del cuerpo puede ser un poco lento poder ver las diferencias que se producen en función de dónde pierde la grasa.

Si usted ha estado en el ayuno durante mucho tiempo y ha dejado de perder peso o parece que está alcanzando una meseta, podría haber varias causas. Estas pueden ser:

- o Si está perdiendo peso lentamente, el peso real que se pierde puede ocultarse por muchas otras variaciones naturales que atravesamos cada día. Nuestro peso puede variar aproximadamente dos libras hacia arriba o hacia abajo debido a la forma en que el cuerpo retiene el agua o los alimentos que pasan por nuestro sistema. Si usted estaba perdiendo peso y luego parece detenerse, podría deberse a algunas de las variaciones que ocurren en su cuerpo. Es posible que usted se esté aferrando más al agua o incluso ganando algo de músculo.

- o En segundo lugar, a medida que usted comience a perder peso el cuerpo necesitará menos energía para sobrevivir, por lo que la velocidad de la pérdida de peso se reducirá e incluso podría estabilizarse. Para lograr un mayor progreso, usted deberá esforzarse por usar más energía cada día al aumentar sus niveles de actividad. Combine esto con una reducción en la cantidad de calorías que ingiere cada día. Cada vez que se estanque su pérdida de peso, considere recalcular sus necesidades diarias de energía para ver si necesita cambiarlas.

- o En tercer lugar, a medida que se sienta cómodo con el ayuno intermitente, es más fácil dejar que las cosas se relajen un poco y es posible que usted no sea tan estricto con respecto a su ingesta de calorías en los días de ayuno o la duración de su ayuno. Esta pérdida de concentración puede ser una razón por la que usted ya no está perdiendo peso o una razón por la que se ha estancado.

Si alguna de estas cosas le están sucediendo a usted, es importante mantener la calma y esperar un poco. Es posible que deba esperar unas semanas para saber si realmente se estabilizó o no. Mientras tanto, vuelva a calcular la energía que gasta durante el día y verifique que no esté consumiendo más calorías o cortando su ayuno antes de lo que piensa. Si nada funciona, puede ser el momento de actualizar a una versión diferente del ayuno, como pasar de la dieta 5:2 al ayuno en días alternos.

¿Cuánto peso quiere perder y cómo de rápido?

Si usted tiene un peso bastante saludable y no necesita perder mucho, entonces encontrará que la tasa a la que pierde peso va a ser mucho más lenta en comparación con alguien que tiene bastante peso que perder. Si ya está cerca de su rango de peso saludable, está en forma y está tratando de perder algunas libras en solo una semana o dos, entonces puede terminar decepcionado en este proceso. El ayuno intermitente aún puede funcionar, pero debe darse cuenta de que llevará más tiempo a aquellos que están más cerca de su rango de peso ideal y saludable.

A medida que usted tenga menos grasa, su cuerpo reducirá la pérdida de peso a través de varios métodos diferentes. Aunque los científicos aún están debatiendo si nuestros cuerpos tienen un peso fijo preferido en el cual los esfuerzos por perder peso se estancarán, en la práctica, muchas personas tienen este problema. Si usted ya tiene un peso bastante saludable, entonces puede ser el momento de considerar si necesita hacer algunas revisiones si su objetivo es perder peso.

Si usted aún desea perder algo de peso, o si tiene mucho peso que perder y se queda estancado, es posible que algunos problemas médicos sean la razón. Algunas afecciones, como la fibromialgia, el SOP y los problemas de tiroides, pueden dificultar la pérdida del peso que le gustaría.

Lo mejor que usted puede hacer es pensar en la cantidad que necesita perder para ayudarle a estar más saludable en lugar de fijarse un objetivo difícil de alcanzar. También debe aceptar que la pérdida de peso puede ser un proceso muy lento, ya que el ayuno intermitente se trata de mejorar su estilo de vida. El ayuno intermitente no es solo una moda que se intenta durante unas semanas; es algo que se mantiene durante mucho tiempo, incluso si eso significa que usted no perderá peso tan rápido como desea.

Dado que este tipo de alimentación tiene mucho que ver con la posibilidad de mantenerlo a largo plazo, puede ser el momento para considerar si un cambio en su método de ayuno le puede ayudar a perder peso más rápidamente. Cambiar las cosas de vez en cuando puede evitar que usted se aburra de su versión de ayuno intermitente y podría ayudarle a acortar su ventana para comer, por lo que es más fácil perder peso. ¿Por qué no probar el ayuno en días alternos durante unas pocas semanas o cambiar su alimentación de modo que coma menos carbohidratos? Estos simples cambios en el ayuno pueden marcar una gran diferencia en cuanto al disfrute de su ayuno e incluso la cantidad de peso que usted puede perder.

- *¿Usted está comiendo demasiado durante su ventana de comer o comiendo el tipo de comida equivocada?*

Otra razón por la que usted puede no estar perdiendo peso es que está comiendo en exceso durante los tiempos sin ayuno. Si bien el ayuno intermitente puede ayudarle a reducir su ingesta calórica, no es una panacea y todavía es posible que una persona coma demasiado durante sus períodos sin ayuno.

Lo primero que usted debe considerar si no perdió mucho peso, es que podría necesitar ingerir aún menos alimentos para mantener su cuerpo. Si ha pasado un tiempo desde que usted descubrió y definió cuántas calorías necesita consumir, entonces es el momento de hacerlo nuevamente. Es posible que descubra que, sin darse cuenta, ingiere más calorías de las que su cuerpo necesita, y es hora de reducirlas un poco más.

En algunos casos, es posible que usted esté haciendo bien su ayuno y de repente los días de hambre aumenten. El ayuno intermitente puede ayudarle a controlar el apetito, pero, a veces, esos días de hambre extra se van a ir de las manos. Cuando esto suceda, puede ser el momento de agregar un día de ayuno adicional a su horario o al menos extender la duración de su período de ayuno para ayudarle a recuperar el control del apetito nuevamente.

Si usted sufre de resistencia a la insulina tenga en cuenta que su cuerpo será muy sensible a los carbohidratos que tome, especialmente los carbohidratos refinados y los azúcares. Los carbohidratos estimularán al cuerpo para que libere insulina, lo que dificulta que usted queme la grasa almacenada. Algunas personas entran en un ciclo de hambre y muchos antojos al mismo tiempo cuando ingieren unos pocos carbohidratos.

Si esto le suena a algo parecido, puede que sea la hora de considerar cambiar el tipo de dieta en la que se encuentra. La mayoría de las personas están bien si se someten a una dieta que permita algunos granos integrales y otros carbohidratos, pero para aquellos que son sensibles a ellos y que parecen tener problemas con su ayuno, puede ser hora de comenzar una dieta baja en carbohidratos. Con este tipo de dieta, usted evitará todos los carbohidratos en sus días de ayuno y luego reducirá severamente los carbohidratos en sus tiempos de no ayuno. Esto le puede parecer extremo, pero le sorprenderá lo mucho que puede ayudarle cuando esté luchando por mantener sus calorías bajo control con un ayuno intermitente.

Antes de terminar, hablemos un poco del consumo de alcohol durante el ayuno. Algunas personas encuentran que el consumo de alcohol puede ralentizar la pérdida de peso y al mismo tiempo incrementar su apetito en los días de no ayuno. Esta sustancia también puede hacer las cosas más difíciles durante los días de ayuno. Esto se debe a que el alcohol influirá en la forma en la que el cuerpo maneja los carbohidratos y esto afecta particularmente al hígado. Si usted bebe alcohol mientras ayuna, puede ser el momento de considerar reducir la cantidad de alcohol que consume. No tiene que abandonarlo por completo, pero tenga cuidado y asegúrese de reducirlo o eliminarlo el día anterior a uno de sus ayunos para obtener los mejores resultados.

El ayuno intermitente puede ser una forma divertida de ayudarle a perder peso y ponerse en la mejor forma de su vida. Sin embargo, también hay ocasiones en las que alcanzará una meseta y no podrá perder más peso a pesar de seguir los mismos pasos que siguió en el pasado. Cuando esto le suceda, puede ser realmente frustrante y usted querrá descubrir cómo hacer que esto cambie. ¡Siga algunos de los consejos que se encuentran en este capítulo y no pasará mucho tiempo antes de que vuelva a perder peso!

Conclusión

Gracias por llegar al final de este libro "El Ayuno Intermitente: cómo perder peso, quemar grasa y aumentar la claridad mental sin tener que renunciar a todos sus alimentos favoritos". Espero que le haya proporcionado la información y todas las herramientas necesarias para alcanzar sus metas, cualesquiera que sean.

El siguiente paso es decidir si el ayuno intermitente es el protocolo de alimentación correcto que usted debe seguir. Este plan de alimentación le brindará una tonelada de grandes beneficios y puede ayudarle a perder peso sin sentirse privado en el proceso. Con los diferentes métodos de ayuno intermitente que están disponibles, es algo que realmente disfrutará y puede adaptarse fácilmente a su horario diario sin muchas complicaciones.

En este libro analizamos el ayuno intermitente y cómo puede ser mucho más efectivo que su plan de alimentación diario. Con la dieta estadounidense actual, estamos ingiriendo demasiadas calorías y entrando en un ciclo horrible que nos hace enfermar. El cuerpo puede desear esos alimentos malos porque le proporcionan una fuente de combustible fácil y constante, pero poco a poco nos estamos preparando para una gran cantidad de enfermedades crónicas.

El ayuno intermitente nos ayuda a cambiar todo eso. Nos da la opción de reducir la cantidad de calorías que consumimos durante el día y al mismo tiempo acelerar el metabolismo. Adicionalmente, usted no le dará al cuerpo una fuente constante de glucosa durante más tiempo, por lo que debe depender del glucógeno almacenado y otros recursos. Es por ello que no es de extrañar que el ayuno intermitente pueda ayudar a resolver problemas de salud al tiempo que nos ayuda a perder peso.

También examinamos algunos de los conceptos básicos del ayuno intermitente: cómo comenzar, los diferentes beneficios para la salud que puede obtener del ayuno, los pasos que puede seguir para aprovechar al máximo este método de ayuno, los efectos secundarios que puede notar cuando comienza, las cosas que puede hacer si el ayuno no parece funcionar bien para usted y cómo solucionar estos problemas y mucho más.

Si bien es cierto que existen muchos planes diferentes de alimentación y dieta, el ayuno intermitente parece funcionar bien para muchas personas. Les ayuda a aprender cómo escuchar a su cuerpo, cómo comer de manera más saludable y cómo permitir que su cuerpo ingrese en el modo de quemar grasa por sí solo.

Segunda Parte: La Dieta Keto

La Ultima Guía sobre Dieta Cetogénica para la Claridad Mental y la Pérdida de Peso que incluye cómo entrar en la Cetosis, un Plan de Comidas de 21 días, Consejos de Ayuno y Keto Para Principiantes e Ideas para la Preparación de Comidas

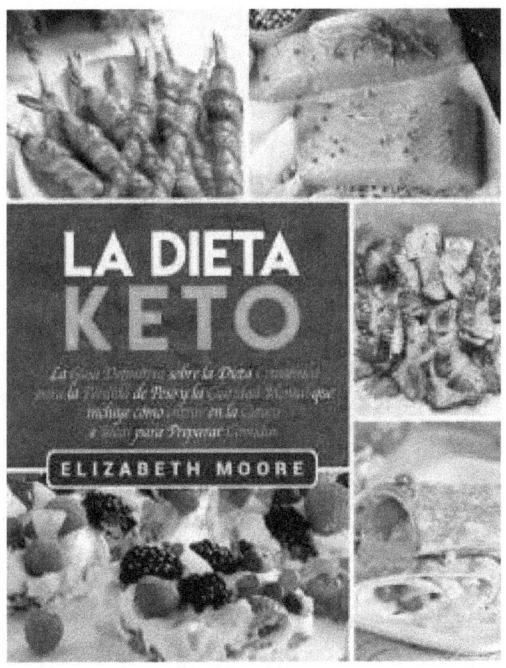

Introducción

La dieta cetogénica estándar ha existido durante casi un siglo. A diferencia de las dietas de moda que aparecen y desaparecen según su popularidad, la dieta cetogénica se ha mantenido debido a sus increíbles beneficios para la salud. Sin embargo, los beneficios para la pérdida de peso de la dieta cetogénica han sido descubiertos recientemente por las masas, por lo que no solo es una excelente opción para quienes padecen enfermedades neurológicas, sino también para las personas que desean perder peso o llevar un estilo de vida saludable.

En este libro, usted aprenderá qué hace que la dieta cetogénica sea diferente y especial, la ciencia detrás del por qué la dieta cetogénica funciona, consejos y trucos para ayudarle en su viaje, cómo combinar una dieta cetogénica saludable con el ejercicio para maximizar los resultados, un plan de comidas de veintiún días, ¡y mucho más!

Ya sea que sus objetivos de peso sean obtener un cuerpo de playa espectacular, una apariencia delgada para las vacaciones o salud y bienestar general, se ha demostrado científicamente y a través de la experiencia personal que la dieta cetogénica ayuda a reducir considerablemente la grasa corporal. Incluso si usted es una persona que vive con una enfermedad que puede causar obesidad, como el síndrome del ovario poliquístico, se ha demostrado que la dieta cetogénica ayuda a reducir el peso. Específicamente, la dieta cetogénica se centra en la grasa molesta alrededor del abdomen, lo que no solo dificulta encontrar la ropa, sino que también es el tipo de grasa más peligroso y que promueve esta enfermedad.

Ya sea que desee utilizar la dieta cetogénica para perder peso, ganar peso, mejorar su salud, protegerse contra enfermedades neurodegenerativas o para ayudar en el tratamiento de un ser querido, puede encontrar lo que está buscando en este exclusivo estilo de vida alto en grasa y bajo en carbohidratos.

Capítulo 1: ¿Qué es la Dieta Cetogénica?

En pocas palabras, la dieta cetogénica es una dieta baja en carbohidratos y alta en grasas en la que se consumen cantidades moderadas de proteínas. Sin embargo, va más allá. En primer lugar, la dieta cetogénica es diferente de otras dietas bajas en carbohidratos, que a menudo contienen un promedio de veinticinco a cincuenta gramos de carbohidratos, más de lo que se permite en keto. En este capítulo, aprenderá todo el conocimiento básico que debe saber sobre esta increíble dieta y estilo de vida.

Este capítulo no trata sobre la historia centenaria de la dieta cetogénica, aunque la dieta cetogénica se estableció hace casi cien años para el tratamiento de la epilepsia. Desde entonces, se ha demostrado que trata la epilepsia resistente a los medicamentos y otras enfermedades neurodegenerativas y neurológicas. En los últimos años, debido a la curación exitosa que se obtiene gracias a la dieta cetogénica, más personas han aprendido acerca de este poderoso plan y han descubierto que es una excelente opción para perder peso. Sin embargo, si usted es una persona que tiene bajo peso o está en su peso ideal, también puede aumentar o mantener su peso con esta dieta, si eso es lo que su cuerpo necesita y lo que recomienda su médico.

Las células mitocondriales esenciales

Todo organismo vivo, ya sea animal o vegetal, está compuesto de muchas células importantes que son compartimentos microscópicos que se encuentran en la membrana. Si bien las células en sí son microscópicas, contienen subcompartimentos incluso más pequeños dentro de ellas. Estos compartimentos se conocen como "orgánulos u organelos" y contribuyen a muchas funciones esenciales para la supervivencia de la célula. Un aspecto sorprendente de nuestras células es que son la cosa más pequeña de la naturaleza que puede reproducirse.

Las mitocondrias son conocidas también como una central eléctrica. Las células que contienen mitocondrias pueden convertir proteínas, carbohidratos y grasas en energía para la supervivencia del cuerpo.

Los organelos de las mitocondrias se encuentran en todos los seres humanos y animales y se utilizan para producir el noventa por ciento de la energía que se requiere para la supervivencia. Sin las células mitocondriales, no podríamos vivir. Sin embargo, estas células no solo nos mantienen vivos, sino que también ayudan a descomponer los desechos, reciclarlos y producir los químicos necesarios.

Debido a esto, las mitocondrias tienen un papel importante en la prevención del crecimiento de tumores y el cáncer, e incluso son el objetivo de algunos medicamentos contra el cáncer. Esto se debe a que las mitocondrias pueden causar la muerte y descomposición de las células viejas que podrían convertirse en componentes peligrosos de los tumores. Esto permite que nuevas células sanas crezcan en su lugar.

Las mitocondrias utilizan un proceso llamado "fosforilación oxidativa" para convertir efectivamente los alimentos que usted consume en energía necesaria para sobrevivir y apoyar el cerebro y los órganos. Sin embargo, este proceso requiere una gran cantidad de oxígeno y, si no hay suficiente, las células mitocondriales no podrán funcionar. Esto significa que cuando una persona sufre un derrame cerebral o un ataque cardíaco, el oxígeno se restringe en el cerebro o en el corazón. La falta de oxígeno en estos órganos importantes evita que las mitocondrias conviertan la energía, lo que lleva al daño celular o incluso a la muerte. Incluso si el oxígeno regresa al área, el rápido retorno hará que las células se vean abrumadas, lo que desencadena la producción de radicales libres que causan cáncer.

Las células mitocondriales pueden usar grasa, carbohidratos o proteínas como combustible, sin embargo, priorizará el uso de los carbohidratos. Esto significa que cada vez que usted coma azúcar, papas, granos o cualquier otra cosa que contenga carbohidratos, las células mitocondriales los convertirán antes que cualquier proteína o grasa.

Existen múltiples razones por las cuales las mitocondrias prefieren los carbohidratos y, por lo tanto, la glucosa. En primer lugar, porque los carbohidratos se pueden convertir en energía más rápidamente que cualquiera de los otros combustibles y, en segundo lugar, el cuerpo solo es capaz de almacenar cantidades limitadas de carbohidratos. Después de que los carbohidratos se convierten en glucosa, esta se almacena en el hígado y los músculos. La cantidad restante de glucosa debe transmutarse en lípidos (grasa) y almacenarse como grasa corporal. Por lo tanto, para evitar la necesidad de convertir la glucosa en lípidos y obtener la forma de energía más rápida posible, las mitocondrias hacen uso de la glucosa antes que otros combustibles. Esto puede no parecer negativo, pero la glucosa no es la fuente de combustible más eficiente.

Las grasas, también conocidas como lípidos, son la fuente de energía más eficiente. No solo eso, sino que el cuerpo humano es incapaz de producir grasas saludables como el ácido linoleico por sí solo, lo que hace de las grasas una parte esencial de la dieta humana, a diferencia de los carbohidratos, sin los cuales el cuerpo puede funcionar y prosperar. Algunas de las funciones necesarias de la grasa dietética es ayudar a que la sangre se coagule de manera saludable, ayudando al desarrollo del cerebro y controlando los niveles de inflamación.

Si bien las grasas pueden tardar más tiempo en digerirse, tenemos muchas funciones corporales que nos ayudan a procesarlas de manera saludable. Por ejemplo, debajo de nuestra lengua, tenemos una glándula que liberará la enzima lipasa lingual, que luego divide las moléculas en la grasa. Después de que usted traga las grasas y estas llegan al estómago, se digieren aún más al combinarse con la lipasa gástrica y se agitan constantemente junto con los músculos del estómago. Una vez que el proceso se completa, los glóbulos de la grasa se emulsionan y pasan de grandes a pequeños.

Una vez que los lípidos salen del estómago, llegan al intestino delgado y continúan emulsionándose con la bilis que se libera de la vesícula biliar, específicamente para este propósito. Una vez que las grasas se descomponen en moléculas aún más pequeñas que pueden ser absorbidas por el revestimiento de los intestinos, viajan al hígado y se convierten en energía.

Si bien este es el proceso de digestión para la mayoría de las grasas, hay excepciones. Normalmente las grasas que consumen las personas son un triglicérido de cadena larga, que requiere un largo proceso para transmutarse en un triglicérido más pequeño. Sin embargo, no sucede así con todas las grasas. Algunas grasas son triglicéridos de cadena media, que son especialmente comunes en el aceite de coco. Estas grasas se digieren mucho más rápido y el hígado las puede absorber para usarlas como energía de inmediato.

La proteína, como la grasa, es otro nutriente esencial y fuente de energía. Ya sea que la proteína provenga de productos animales o productos de origen vegetal, después de llegar al estómago, se descompone con ácidos y enzimas hasta que las moléculas son lo suficientemente pequeñas como para llegar al intestino delgado. A su llegada, se desglosan aún más con la ayuda del jugo gástrico del hígado y el páncreas. Este proceso convierte la proteína en un aminoácido. El aminoácido se puede absorber en el torrente sanguíneo, donde se utiliza para reparar las células y proporcionar energía.

A través de un proceso estricto de restricción de carbohidratos, la dieta cetogénica puede presionar a las mitocondrias para que utilicen fuentes más óptimas de combustible, es decir, la grasa, y lo que se conoce como cetonas.

Si bien algunas de nuestras células, como los glóbulos rojos, la médula renal, las células testiculares y las células cerebrales pueden requerir glucosa, no se verán privadas de ella. Solo el diez por ciento de nuestras células requieren glucosa y cuando hay ausencia de glucosa en la dieta, esta se puede suministrar a través del proceso de gluconeogénesis.

Este sorprendente proceso de gluconeogénesis puede transmutar los aminoácidos, el glicerol y el lactato en la cantidad necesaria de glucosa necesaria para estas células. Sin embargo, lo hace sin generar una sobreproducción de glucosa. En consecuencia, no interferirá con la dieta cetogénica.

Es importante proporcionarle a su cuerpo suficientes proteínas, por lo tanto, aminoácidos, para que se conviertan en glucosa. De lo contrario, su cuerpo podría convertir hasta 2.2 libras de su masa muscular magra diariamente. Afortunadamente, con niveles moderados de proteínas usted no debería tener ningún problema.

Los cuerpos cetónicos que se producen en la dieta cetogénica se pueden utilizar como un nuevo tipo de fuente de energía. Una vez que el cuerpo consume una dieta extremadamente baja en carbohidratos, el hígado crea cetonas. Este proceso también puede ayudar a quitar la carga del proceso de gluconeogénesis, ya que requiere convertir cinco veces menos aminoácidos de los que necesitaría, dado que las cetonas a menudo se pueden usar en lugar de la glucosa.

Esto es especialmente útil porque, si bien el cerebro requiere una fuente de combustible de acción rápida, como la glucosa, esto genera la creación de especies reactivas de oxígeno, que son un tipo de oxidante extremadamente peligroso y dañino. Sin embargo, hasta el setenta y cinco por ciento del cerebro tiene la capacidad de usar cetonas como combustible en lugar de glucosa. Esto no solo reduce el estrés oxidativo y, por lo tanto, su riesgo de cáncer, sino que también puede disminuir su riesgo de enfermedades relacionadas con la edad y otras afecciones.

Además de producirse en una dieta baja en carbohidratos, las cetonas también se producen cuando estamos en ayunas, o en el peor de los casos, cuando morimos de hambre. Afortunadamente, en la dieta cetogénica, podemos recibir todos los beneficios proporcionados por las cetonas y, al mismo tiempo, suministrar a nuestro cuerpo toda la salud y los nutrientes necesarios que necesita. Para producir las cetonas después de que la glucosa del cuerpo se agota, la grasa que usted ha comido y la grasa de su cuerpo se liberan en el torrente sanguíneo. Luego, estas moléculas se descomponen con el proceso de beta-oxidación, lo que permitirá que las células que no contienen mitocondrias las utilicen como fuente de energía. Después de que el proceso de beta-oxidación convierte las células lipídicas en acetil-CoA, una vez más se convierten esta vez en citrato. Esto se puede convertir en GTP, ATP y cetonas.

Aunque a menudo se los denomina "cuerpos cetónicos", no están clasificados técnicamente como cuerpos, sino que son sustancias solubles en agua que se presentan en tres formas: acetona, acetoacetato y beta-hidroxibutirato. Luego se liberan en el torrente sanguíneo, donde las mitocondrias pueden utilizarlas como fuente de energía. Esto es especialmente efectivo porque, a diferencia de los ácidos grasos, las cetonas pueden cruzar la barrera hematoencefálica y usarse para el cerebro y el sistema nervioso. Esto no solo ayuda a prevenir el desarrollo de trastornos neurodegenerativos, sino que incluso se ha demostrado que ayuda en la curación de lesiones cerebrales traumáticas.

¿Cuáles son algunos de los beneficios de usar cetonas como fuente de energía?

• Las cetonas son una fuente de energía mucho más eficiente y requieren mucho menos oxígeno para procesarse. Esto aumenta la energía y la claridad del cerebro y disminuye su envejecimiento.

• El cerebro a veces puede desarrollar un exceso de glutamato, causando que se convierta en una excitotoxina y dañe nuestras células nerviosas, lo que eventualmente conduce a enfermedades neurodegenerativas. Si bien el glutamato es importante y esencial para la función neural, la formación de la memoria, la comunicación y el aprendizaje, también es importante tener un transmisor inhibitorio para mantener equilibrada la cantidad de glutamato. Afortunadamente, las cetonas aumentan la cantidad de GABA, que naturalmente ayudará a regular la cantidad de glutamato al inhibir un exceso de este neurotransmisor. Este proceso puede ayudar a prevenir el Mal de Alzheimer, la esclerosis múltiple, la enfermedad de Parkinson y la enfermedad de Lou Gehrig.

• Se ha demostrado que las cetonas, así como las grasas saludables en la dieta cetogénica, disminuyen la inflamación. Esto no solo puede ayudar en el tratamiento de enfermedades crónicas, sino que incluso puede reducir la inflamación en el cerebro, ayudarnos a envejecer mejor y reducir el riesgo de enfermedades neurológicas.

• Cuanto más tiempo usted se mantenga en estado de cetosis, es decir, produciendo cetonas, su cuerpo producirá más células mitocondriales neuronales y aumentará su eficacia. Esto es sorprendente, ya que las células mitocondriales son las necesarias para utilizar cualquier fuente de combustible. Por lo tanto, una mayor parte del cerebro tendrá la habilidad de usar las grasas como combustible, lo que le proporcionará muchos beneficios para la salud.

• Si bien la mayoría de las neuronas en el cerebro se forman antes del nacimiento, hay áreas específicas del cerebro que siguen siendo capaces de producir nuevas neuronas a partir de células madre. Este proceso, la neurogénesis, puede ser estimulado por la proteína BDNF y aumenta por la producción de cetonas. Este proceso promueve el crecimiento de neuronas y sinapsis, especialmente mejorando la salud del hipocampo, la corteza y el cerebro anterior.

El Índice Macro o Macro Ratio

El índice macro es extremadamente importante en la dieta cetogénica, porque sin este es poco probable que permanezca en el proceso de cetosis, donde su cuerpo utiliza grasas y cetonas como combustible. Este índice es la cantidad de los principales nutrientes que usted necesita, es decir, carbohidratos, grasas y proteínas. Si usted no come la cantidad correcta de estos, es probable que coma demasiados carbohidratos y muy poca proteína.

Al realizar un seguimiento de su consumo de carbohidratos en la dieta cetogénica, es importante realizar un seguimiento de los carbohidratos "netos" y no de los carbohidratos "totales". Esto se debe a que los carbohidratos netos tienen los carbohidratos no digeribles de la ecuación. Esto significa que tanto la fibra como la mayoría de los alcoholes de azúcar se eliminan.

Si bien los alcoholes de azúcar son una opción segura y natural de edulcorante, se recomienda tener cuidado. Ciertos tipos de alcohol de azúcar como el maltitol, tienen más probabilidades de causar malestar estomacal, aunque el eritritol es mucho más suave para el estómago y se puede comer en grandes cantidades. Sin embargo, aún debe tener cuidado de no consumir en exceso alcoholes de azúcar de ningún tipo, porque pueden causar diarrea. Otra razón por la que no se recomienda el maltitol, es que, a diferencia de la mayoría de los alcoholes de azúcar, causa un aumento en el azúcar en la sangre y en el alcohol, lo que hace que no sea cetogénico. Afortunadamente, el maltitol ya no es un edulcorante común y la mayoría de los alimentos endulzados con alcohol de azúcar, como ciertas marcas de refrescos sin calorías, usan eritritol y algunas veces lo combinan con extracto de hoja de stevia.

Es importante comer muchas verduras bajas en carbohidratos en la dieta cetogénica, tanto por la nutrición como por la fibra. Un alto contenido de fibra no solo ayuda a prevenir el estreñimiento, sino que también puede reducir el riesgo de enfermedades y aumentar la absorción de nutrientes vitales.

En la dieta cetogénica, los carbohidratos estarán limitados principalmente al consumo de verduras sin almidón y las frutas con bajo contenido de azúcar. Las frutas que son ideales son los aguacates y las aceitunas (sí, son frutas) y pequeñas porciones de bayas. El melón también se puede comer en ocasiones, pero solo en porciones pequeñas.

Si bien la mayoría de las personas no piensan que los frutos secos son un alimento rico en carbohidratos, pueden ser sorprendentemente altos. Por esta razón, los anacardos y los pistachos no se deben consumir. Las nueces de macadamia, las pacanas y las almendras pueden ser una opción maravillosa si se consumen con moderación. Todavía existe un debate sobre la inclusión o no de los cacahuetes en la dieta cetogénica, por lo que depende de usted si los consume o no; simplemente observe el tamaño de su porción.

Si bien los granos integrales y los frijoles pueden tener un alto contenido de fibra y, por lo tanto, un bajo contenido de carbohidratos netos si se compara con sus homólogos procesados, todavía tienen un alto contenido de carbohidratos y deben evitarse por completo en la dieta cetogénica. La única excepción son los productos de soya bajos en carbohidratos como el tofu.

En la dieta cetogénica, usted debe calcular cuántos carbohidratos netos está comiendo. El error número uno que cometen las personas es no llevar este control, lo que conlleva a la eliminación de la cetosis o evita la pérdida de peso. El número estándar de carbohidratos netos es de veinticinco a treinta gramos, sin embargo, algunas personas hacen la dieta keto extremadamente intensa con solo doce o menos carbohidratos netos al día.

La ingesta de grasas es el núcleo de la dieta cetogénica. Aquí es de donde obtendrá la mayoría de sus calorías y también muchos nutrientes y propiedades que promueven la salud. La cantidad de grasa que usted requerirá varía de persona a persona dependiendo de sus metas de peso. Si su objetivo es perder peso, tendrá que hacer una disminución pequeña de calorías. Si su objetivo es aumentar de peso, puede aumentar considerablemente su ingesta calórica. Es importante que lleve un control de las grasas que consume a pesar de que estas no le impedirán entrar en el estado de cetosis, como lo hacen los carbohidratos. Esto se debe a que la grasa es extremadamente alta en calorías, y si no está haciendo un seguimiento de cuánto está comiendo, puede ingerir fácilmente entre seis y cien calorías adicionales en grasa. De hecho, esta es la causa más común de la falta de pérdida de peso, ¡así que realice un seguimiento de sus índices de macronutrientes!

Al consumir grasas en la dieta cetogénica, no puede consumir cualquier grasa, por lo que no puede comer alimentos fritos al azar que sean bajos en carbohidratos. Evite las grasas trans y limite las grasas saturadas al aceite de coco. Si bien algunas grasas saturadas pueden no ser las mejores para usted, se han demostrado a través de los estudios, los beneficios del aceite de coco para la salud y su capacidad para ayudar en la curación y la pérdida de peso. En general, usted debe evitar los aceites vegetales como el maíz y la soja. Más bien, use aceites de frutas, semillas y nueces, como aguacate, oliva, sésamo y macadamia. Cuando consuma mantequilla, intente usar aquella que está hecha con leche proveniente de vacas alimentadas con pasto cuando sea posible, ya que tiene una cantidad asombrosa de cualidades y nutrientes que promueven la salud, más que la mantequilla hecha con la leche proveniente de vacas alimentada con granos.

Al comenzar la dieta cetogénica, debe utilizar una calculadora en línea para encontrar su propio índice macro. Esto le indicará la cantidad exacta de carbohidratos, grasas y proteínas que debe comer, según su peso, niveles de actividad y objetivos. Esto es importante no solo para mantenerlo a usted en cetosis y ayudarlo a alcanzar sus metas de peso, sino también para ayudarlo a hacerlo de una manera saludable.

De lo que muchas personas no se dan cuenta es que, si usted no come suficientes proteínas en una dieta baja en carbohidratos, su cuerpo entrará en un proceso de gluconeogénesis, es decir, su cuerpo comenzará a convertir su masa muscular magra en combustible. Esto es obviamente poco saludable e indeseable; por lo tanto, es importante comer suficiente proteína para prevenir la atrofia muscular. En general, usted necesita que el veinticinco por ciento de las calorías de su día provengan de proteínas. Las fuentes más comunes de proteínas son las carnes, el pescado, los mariscos, los huevos y los productos lácteos enteros, aunque el tofu también es bajo en carbohidratos y es ideal para vegetarianos o veganos.

En pocas palabras, su índice macro individual se calcula con su ingesta calórica diaria recomendada, dependiendo de su peso y nivel de actividad. Se recomienda un mínimo de veinte por ciento de proteína y el consumo ideal de veinticinco por ciento de proteína en su ingesta calórica. Usted no debe consumir más de treinta gramos de carbohidratos netos y la porción restante de su ingesta calórica, deber estar compuesta por grasas saludables.

Tipos de Dietas Cetogénicas

Las proporciones del índice macro mencionado anteriormente, corresponden a la dieta cetogénica tradicional. Junto con las dietas cetogénicas veganas, vegetarianas y sin productos lácteos, hay dos tipos adicionales de dietas cetogénicas. Estas son especialmente maravillosas para las personas que son muy activas.

La dieta cetogénica dirigida es una excelente opción para personas que son altamente activas o atletas, que requieren un nivel más alto de carbohidratos. Esta opción es la mejor para las personas que hacen ejercicio de manera irregular o solo hacen ejercicio de alta intensidad 2 veces a la semana. Afortunadamente, los ejercicios ligeros y moderados, como el yoga o trotar, no requieren carbohidratos adicionales. Si usted es alguien que utiliza el entrenamiento HIIT, el levantamiento de pesas o los deportes regulares de alta intensidad, entonces la dieta cetogénica dirigida puede ser para usted.

Para seguir la dieta cetogénica dirigida, simplemente consuma entre veinticinco a cincuenta carbohidratos netos treinta minutos antes de un entrenamiento de alta intensidad. Usted debe asegurarse de no comer demasiados carbohidratos, ya que debe tener la posibilidad de quemarlos durante el entrenamiento para que pueda mantenerse en la cetosis. Mantenga su consumo de carbohidratos limitado a fuentes saludables, como frutas y verduras. Las batatas y las remolachas son maravillosas opciones y promueven la salud.

Si usted está intentando perder peso, asegúrese de incluir las calorías de los carbohidratos en su meta calórica diaria.

A diferencia de la dieta cetogénica dirigida, la dieta cetogénica cíclica es para personas que hacen ejercicio regularmente. Es extremadamente importante tener un horario de entrenamiento fijo en el que usted entrene al menos tres veces a la semana, preferiblemente cuatro o cinco días a la semana. De lo contrario, no podrá entrar en un estado de cetosis.

A diferencia de la dieta cetogénica dirigida, en la que usted solo consume carbohidratos directamente antes de un entrenamiento, en la versión cíclica tiene uno o dos días en los que usted puede consumir alimentos ricos en carbohidratos. Por esta razón, se necesita un programa regular, consistente y de alta intensidad para esta versión de la dieta cetogénica. Las proporciones son diferentes en la dieta cetogénica cíclica y son las siguientes:

Día Uno: Para prepararse para un estado anabólico en el que usted pueda sanarse y desarrollar músculo, comience el primer día consumiendo una comida alta en carbohidratos cinco horas antes de un entrenamiento intenso. Luego, dos horas antes del entrenamiento, coma un pequeño refrigerio de carbohidratos, de aproximadamente veinticinco a cincuenta carbohidratos netos. La fruta es una excelente opción, ya que tiene glucosa y fructosa, que pueden ayudarle a recargar el glucógeno del hígado.

Usted debe tratar de que el setenta por ciento de las calorías de su día provenga de los carbohidratos, el quince por ciento de las proteínas y el quince por ciento de las grasas.

Día Dos: En el segundo día de la dieta cetogénica cíclica, reduzca ligeramente la ingesta de carbohidratos, de modo que represente el sesenta por ciento de su ingesta calórica. El veinticinco por ciento de la ingesta calórica debe ser proteína y el quince por ciento debe ser grasa. Es importante que usted tome un día de descanso. Algunas personas que hacen ejercicio regularmente no toman días de descanso, y esto es un desgaste para su cuerpo y es improductivo. De hecho, los días de descanso son un aspecto increíblemente importante del ejercicio que permite que sus músculos se curen y vuelvan a crecer con más fuerza. Usted no puede alcanzar su máximo potencial sin descanso. Después de las seis de la tarde, trate de evitar comer, ya que es recomendable tener un breve ayuno hasta el desayuno, para volver a la cetosis lo antes posible.

Día Tres: En el tercer día usted deberá trabajar con el estómago vacío lo que le ayudará a quemar los carbohidratos de los días anteriores. De hecho, trate de ejercitarse con el estómago vacío todos los días. Este proceso también promoverá la pérdida de grasa. Mantenga su conteo de carbohidratos en no más de diez carbohidratos netos.

Día Cuatro: Tómese un descanso del entrenamiento de alta intensidad haciendo un entrenamiento de intensidad media en el cuarto día. Durante este día, usted puede consumir entre quince y veinte carbohidratos netos.

Días Cinco y Seis: Continúe con la dieta cetogénica estándar y su entrenamiento regular de alta intensidad.

Día Siete: Día de descanso y recuperación.

Día Ocho: Día de entrenamiento regular de alta intensidad o intensidad media.

Recuerde que este método es solo para personas que tienen un horario regular de entrenamiento de alta intensidad.

Los Micronutrientes

El segundo mayor error que cometen las personas en la dieta cetogénica, además de darle seguimiento al conteo de sus macronutrientes, es no consumir suficientes micronutrientes. Estos nutrientes son las vitaminas y minerales que usted necesita en cantidades más pequeñas, como el magnesio, la vitamina C y el folato. Es esencial obtener estas vitaminas en vegetales y frutas bajos en carbohidratos, pero también se pueden encontrar en carnes de ganado alimentado con pasto, mantequilla procedente de vacas alimentadas con pasto, huevos y carnes de órganos como el hígado. A continuación, se incluye una lista de algunos de los micronutrientes más importantes para asegurarse de que no tenga deficiencia en la dieta cetogénica:

Sodio

Los electrolitos lo ayudarán a asegurarse de que usted está consumiendo suficientes micronutrientes. Uno de estos electrolitos, el sodio, se evita en gran medida debido a la atención negativa que recibe para la salud del corazón. Sin embargo, una deficiencia de sodio también tiene un impacto negativo en su corazón; por lo tanto, es importante mantener una ingesta equilibrada de sodio. Recuerde: en la dieta cetogénica usted no consumirá alimentos altamente procesados que sean ricos en sodio. Además, cuando usted comience el proceso de cetosis, su cuerpo se purgará de los líquidos en exceso, lo que provocará una pérdida de electrolitos. Es imprescindible repostar tanto agua como electrolitos, incluido el sodio.

Las personas también pueden inclinarse más a las deficiencias de sodio a medida que pierden peso. Esto se debe a que las personas desarrollan una respuesta de insulina más saludable a medida que pierden peso y a medida que se vuelven menos resistentes a la insulina, su cuerpo retiene menos sodio. Esto es especialmente cierto si usted mantiene un estilo de vida activo o en el calor o suda más.

Si sospecha que puede tener una deficiencia de sodio, observe los síntomas de dolores de cabeza, fatiga y debilidad. Esto es especialmente importante durante las primeras semanas de la dieta cetogénica cuando se está perdiendo principalmente agua. Los médicos regularmente recomiendan consumir entre tres y cinco gramos de sodio al día.

Si bien usted puede simplemente agregar más sal a su comida, el consumo de bebidas con electrolitos bajos en carbohidratos y sin azúcar puede ayudarlo a mantener altos los niveles de sodio y otros electrolitos. Si usted sospecha que sus síntomas pueden deberse a un desequilibrio de electrolitos, intente tomar una de estas bebidas, como Ultima Replenisher y vea si sus síntomas mejoran.

Potasio

Otro micronutriente esencial es el potasio y su deficiencia puede incluir síntomas de irritabilidad, estreñimiento, debilidad, pérdida muscular, ritmo cardíaco irregular, palpitaciones y trastornos de la piel. En casos severos, incluso puede conducir a la insuficiencia cardíaca. Para prevenir deficiencias, se recomienda consumir alrededor de cuarenta y quinientos miligramos de potasio al día.

Algunas fuentes altas de potasio incluyen hongos, col rizada y aguacate. La espinaca también tiene un alto contenido de potasio, pero los oxalatos en las espinacas bloquean la absorción, por lo que es casi inútil.

Magnesio

El magnesio influye en más de trescientas de nuestras funciones bioquímicas, que pueden afectar nuestra reproducción celular, la energía, la formación de ácidos grasos y la síntesis de proteínas. Los síntomas de una deficiencia de magnesio pueden incluir calambres musculares, mareos y fatiga. Se recomienda consumir un promedio de quinientos miligramos al día.

Algunas fuentes importantes de magnesio incluyen la acelga suiza, las ostras y las semillas de calabaza.

Calcio

El calcio es el cuarto de los electrolitos y es esencial para controlar la coagulación de la sangre, regular la presión arterial, fortalecer los huesos y los dientes y transmitir señales entre las células nerviosas. Para consumir suficiente calcio y prevenir la deficiencia, trate de consumir entre uno y dos gramos por día.

Algunos alimentos ricos en calcio incluyen el queso cheddar, las sardinas, el brócoli crudo, la col rizada cocida y las almendras.

Hierro

Si bien las espinacas son famosas por ser altas en hierro, contienen oxalatos que impiden su absorción. En lugar de espinacas, intente elevar sus niveles de hierro con champiñones, aceitunas, nueces, semillas, verduras de hojas verdes, huevos, carne y leche de coco.

Hay dos tipos de hierro y ambos se absorben de manera diferente. Si bien las plantas pueden ser altas en el tipo de hierro no hemo, a menudo este no se absorbe fácilmente. Por lo tanto, cuando usted consuma hierro, intente consumirlo en pequeñas cantidades a lo largo del día, ya que se absorbe mejor en pequeñas dosis. Otra forma de aumentar la absorción de hierro es cocinando en sartenes de hierro fundido. El hierro también se puede absorber más fácilmente cuando las reservas de hierro son bajas y se absorbe menos cuando están altas. Tomar vitamina C junto con espinacas puede aumentar la tasa de absorción cinco veces.

Trate de evitar el consumo de café, té y chocolate dentro de las dos horas siguientes al consumo de alimentos ricos en hierro, ya que contienen compuestos que bloquean la absorción de este importante nutriente. La dosis recomendada de hierro para adultos es de 8,7 miligramos, aunque las personas que menstrúan deben tratar de consumir 14,8 miligramos al día para prevenir la anemia. Obviamente, es mejor discutir esto con su médico en caso de que tenga niveles altos o bajos de hierro.

Vitamina D3

Si bien la dieta cetogénica no causa una predisposición a esta importante vitamina conocida como la vitamina del sol, muchas personas ya tienen una deficiencia independientemente de su dieta. Sin embargo, esta vitamina es vital para el sistema inmunológico, la salud ósea, la función muscular y la función nerviosa. También lo ayuda a protegerse de las enfermedades como la depresión, enfermedades del corazón, diabetes, enfermedades autoinmunes y cáncer. Esta importante vitamina incluso ayuda a promover la absorción de calcio y fosfato.

Podemos absorber la vitamina D3 en la piel a través de la exposición a la luz solar, pero debido a los riesgos de cáncer de piel, esto también puede ser peligroso en grandes cantidades. Por lo tanto, muchos médicos recomiendan que las personas tomen una vitamina D3 diaria.

La Seguridad de la Dieta Cetogénica

Las personas pueden plantearse inquietudes sobre la seguridad de la dieta cetogénica, pero una y otra vez se ha demostrado que es segura en personas sanas, e incluso en muchas personas con enfermedades crónicas. Obviamente, si usted tiene una enfermedad crónica, primero debe consultar con su médico antes de hacer cualquier cambio en la dieta.

Si bien uno de los objetivos principales de la dieta cetogénica es producir cuerpos cetónicos para el combustible y la salud del cerebro, algunas personas pueden preocuparse por una afección conocida como cetoacidosis. Esto puede ser causado cuando una persona tiene deficiencia de insulina, lo que hace que el hígado produzca cetonas en exceso a una velocidad que el cuerpo no puede manejar. Esta condición grave es peligrosa y puede ser causada por diabetes tipo I o tipo II no controlada.

Ambos tipos de diabetes se producen cuando hay muy poca insulina para comunicarse con las células para hacerles saber que tienen suficiente energía. Esta deficiencia provoca que la grasa y las células hepáticas entren en modo de inanición, incluso después de una comida completa. Debido a esto, las células grasas comienzan a liberar demasiados triglicéridos en el torrente sanguíneo para proporcionar más energía y combustible. Luego, el hígado usa esto para crear cetonas, pero crea mucho más de lo que el cuerpo puede manejar.

Este proceso causa un alto nivel de azúcar en la sangre y una acumulación de cetonas en el torrente sanguíneo, lo que hace que el agua se descargue del cuerpo y haga que la sangre se vuelva ácida. Entre la insulina baja, las cetonas altas y los líquidos bajos, la sangre ácida, conocida como acidosis metabólica, impide que el cuerpo funcione correctamente.

Si bien esta condición es extremadamente peligrosa y debe buscar atención médica de inmediato, afortunadamente se puede prevenir. Los estudios han demostrado que en la dieta cetogénica las personas con diabetes pueden tener niveles mucho más saludables de azúcar en la sangre y prevenir la resistencia a la insulina, lo que debería prevenir la cetoacidosis. Incluso, se ha demostrado que la dieta cetogénica ayuda a las personas con diabetes a dejar de tomar sus medicamentos recetados, con la guía de su médico.

Otra buena noticia es que es poco probable que las personas sin diabetes desarrollen cetoacidosis y que no se ha demostrado que la dieta cetogénica cause esta condición. Es aún mejor que comer una dieta saludable, ya que la dieta cetogénica puede evitar que alguna vez usted desarrolle diabetes en el futuro.

Si bien la dieta cetogénica es generalmente segura para la mayoría de las personas, no se recomienda para personas con enfermedad renal. Asimismo, no se ha probado en personas embarazadas o en período de lactancia, por lo que no se recomienda para estas personas hasta que se realicen más estudios.

Capítulo 2: ¿Por qué escoger el Estilo de Vida Keto?

La dieta cetogénica tiene muchos beneficios, incluido el aumento de energía, la pérdida de peso y el tratamiento y la prevención de muchas enfermedades. En este capítulo, repasaremos algunas de las razones más comunes para elegir la dieta cetogénica y las cualidades que tiene que pueden mejorar su salud.

Pérdida de Peso

Si bien la ciencia ha demostrado que el IMC tiene poco mérito y usted puede ser gordo y saludable a la vez y que no hay vergüenza en ser gordo y estar orgulloso, incluso si no es saludable, todavía hay mucho respaldo científico que muestra que tener un mayor porcentaje de grasa corporal aumenta su riesgo de enfermedad. Muchas personas pueden probar dietas rápidas para bajar de peso, pero seguir estas dietas por años no solamente hacen mella en su salud, sino que también disminuyen su metabolismo y hacen que sea más difícil perder peso con el tiempo. A menudo, incluso usted recuperará el peso poco después de abandonar la dieta.

Afortunadamente, la dieta cetogénica no es una dieta de moda. Se ha comprobado que es saludable y apoya la pérdida de peso sostenible a lo largo del tiempo. En lugar de privar a su cuerpo de calorías y nutrientes, usted puede proporcionarle abundante energía, vitaminas y minerales mientras disfruta de una variedad de comidas fáciles y deliciosas.

Cuando usted está siguiendo una dieta estándar alta en carbohidratos, el constante asalto de carbohidratos en su cuerpo provoca una respuesta de insulina y azúcar en la sangre y evita que su cuerpo queme la grasa digerida y la grasa corporal. Sin embargo, cuando usted sigue una dieta baja en carbohidratos y alta en grasas, su cuerpo quema grasa por defecto. No solo quemará la grasa que usted consume, sino que también quemará la grasa corporal y aumentará su metabolismo, lo que le ayudará a perder peso.

La tasa de pérdida de peso puede personalizarse, dependiendo de la cantidad de déficit calórico que esté consumiendo. No es saludable perder más de dos a tres libras por semana, por lo que, si después de las primeras dos semanas de la dieta cetogénica usted está perdiendo más que esto, entonces ajuste su déficit calórico para que pierda peso a un ritmo ligeramente más lento. A pesar de que usted puede perder bastante peso el primer par de semanas en peso de agua, esto no debería preocuparle.

Si usted ya está en su peso ideal o necesita aumentar de peso, puede lograrlo con la dieta cetogénica, simplemente ajustando su ingesta calórica. Algunas personas pueden consumir mil doscientas calorías al día, otras pueden consumir mil seiscientas, mientras que otras dos mil. Todo depende de las necesidades individuales de su cuerpo, las recomendaciones de su médico y si tiene o no un trastorno alimentario.

Disminuye su Colesterol

Estamos acostumbrados a escuchar lo malo que son las grasas para nosotros, que causan enfermedades y obstruyen nuestras arterias. Desde la guerra contra la grasa en la década de 1990 y principios de la década de 2000, las personas han temido a la grasa, incluso a las grasas que provienen de fuentes saludables. Si bien hubo algo de verdad en esto, ciertas grasas, como las grasas trans, son malas para usted, pero también hay muchas grasas saludables. Sin embargo, se ha descubierto que las grasas como las que se encuentran en los aguacates, las aceitunas, las semillas de sésamo, el coco y las nueces tienen sorprendentes beneficios para la salud y cualidades que promueven la pérdida de peso. Incluso se ha demostrado que la dieta cetogénica y estas fuentes saludables de grasas reducen el colesterol peligroso, aumentan el colesterol saludable y reducen el riesgo de desarrollar enfermedades cardiovasculares.

Si usted ha escuchado que la dieta cetogénica aumenta el colesterol, probablemente fue un malentendido, ya que esto nunca se ha demostrado que sea cierto. Por el contrario, múltiples estudios han demostrado las propiedades reductoras del colesterol de la dieta cetogénica. El colesterol bueno, que la dieta cetogénica eleva, es necesario para reducir el colesterol malo. Este tipo de colesterol aumenta la absorción de la vitamina D, controla las hormonas y ayuda en la digestión de los alimentos. El colesterol bueno, conocido como HDL, es completamente inofensivo y promueve una mejor salud.

En realidad, hay dos tipos de colesterol peligroso, no uno. Estos son LDL y el VLDL menos conocido. Estos causan una acumulación de placa en las arterias y aumentan el riesgo de un ataque cardíaco. En un estudio de la dieta cetogénica, sesenta y seis pacientes obesos que tenían el colesterol alto se sometieron a la dieta cetogénica y pudieron perder peso, aumentar el colesterol bueno, reducir el colesterol malo, así como la glucosa en la sangre y los triglicéridos. El estudio se consideró exitoso y se demostró que la dieta cetogénica era un tratamiento valioso contra el colesterol alto y las enfermedades del corazón.

Reduce el Envejecimiento

Como hemos discutido anteriormente, las células mitocondriales pueden utilizar aminoácidos, ácidos grasos y glucosa como combustible. Estas células están obligadas a producir el noventa por ciento de la energía que nuestro cuerpo necesita, y no podemos sobrevivir sin ellas. Si estas células no están prosperando, entonces nosotros tampoco podemos.

Si bien es increíblemente poderoso y necesario, a veces los electrones pueden escapar al convertir el combustible en energía para nuestras células. Este proceso hará que se formen peligrosos radicales libres y lo que es peor, estos son el tipo más peligroso de radicales libres, conocidos como especies reactivas de oxígeno.

Si bien este proceso es una parte natural del envejecimiento y ocurre sin que la mayoría de las personas se den cuenta, causa daño y degradación celular. Afortunadamente, la dieta cetogénica puede luchar contra este proceso aumentando el número de células mitocondriales y aumentando la capacidad de las células para convertir la energía de manera eficiente. Además, esta dieta contiene muchos antioxidantes potentes que neutralizan y eliminan estos radicales libres. Esto no solo ralentiza el envejecimiento de la piel, sino también del cuerpo y de la mente.

Trata la Epilepsia y las Convulsiones No epilépticas

La dieta cetogénica tiene beneficios sorprendentes para el tratamiento de las convulsiones, tanto las causadas por la epilepsia como las que no lo son. De hecho, la dieta cetogénica se creó hace casi cien años para tratar la epilepsia antes de que se crearan los anticonvulsivos. Si bien el uso de la dieta cetogénica disminuyó con el descubrimiento de los fármacos anticonvulsivos, hizo un resurgimiento una vez que las personas se dieron cuenta de que los fármacos son ineficaces en muchas personas. Si bien la dieta cetogénica por sí sola no es para todas las personas con epilepsia no controlada, se ha demostrado que reduce en gran medida las convulsiones en muchos casos. Esto es especialmente bueno, ya que los anticonvulsivos tienen una alta tasa de efectos secundarios, que incluyen modorra, somnolencia y fatiga mental. Estos síntomas se interponen en el camino de la vida e incluso en el trabajo de muchas personas, lo que dificulta el mantenimiento de los anticonvulsivos, incluso si son necesarios. Afortunadamente, la dieta cetogénica proporciona a las personas más opciones.

Se han realizado innumerables estudios que demuestran el éxito del tratamiento de las convulsiones y la epilepsia con la dieta cetogénica. En un estudio que se llevó a cabo en el Trinity College entre los años 2001 y 2006, hubo ciento cuarenta y cinco participantes. Todos estos participantes fueron resistentes a la terapia con medicamentos en el pasado. De estos pacientes, el siete por ciento experimentó una reducción de más del noventa por ciento en la actividad de convulsiones. El treinta y ocho por ciento de las personas experimentaron una mejora de más del cincuenta por ciento de reducción en la actividad de ataques.

Mientras que para la mayoría de las personas que siguen una dieta cetogénica, el cuerpo proporcionará cetonas amplias para sus necesidades, las personas con enfermedades neurológicas y neurodegenerativas pueden querer aumentar sus cetonas aún más para proteger sus cerebros del daño potencial causado por la enfermedad. En este caso, se ha descubierto que el aceite MCT (triglicéridos de cadena media) y las cetonas exógenas brindan beneficios y pueden reducir aún más la actividad de las convulsiones. Mientras que algunos niños que tienen estómagos sensibles pueden no ser capaces de manejar la dieta cetogénica, el MCT y las cetonas exógenas pueden brindar unos pequeños beneficios. Esto se debe a que ambos productos aumentan la cantidad de cetonas disponibles para proteger el cerebro; y, en consecuencia, previenen las convulsiones.

Reduce su Riesgo de Cáncer

Si bien la mayoría de nuestras células pueden usar cetonas como fuente de combustible en lugar de glucosa, esto no es cierto en el caso del cáncer y las células tumorales. Esto significa que cuando usted está en la dieta cetogénica, la cantidad extremadamente baja de glucosa en su cuerpo, así como la producción de cetonas, pueden provocar la inanición de las células tumorales y las células del cáncer e impedir que crezcan. Algunos estudios incluso, han demostrado que a los pocos días de comenzar la dieta cetogénica las células tumorales, ya sean cancerosas o no, comienzan a disminuir. También se ha demostrado que detiene el crecimiento de tumores, mejora los síntomas y aumenta la eficacia de la quimioterapia. Se ha comprobado que todos estos beneficios de la dieta cetogénica para tratar el cáncer se revierten si la persona suspende la dieta cetogénica.

Trata el Mal de Alzheimer

Las enfermedades relacionadas con la edad han aumentado dramáticamente a lo largo de los años y el Mal de Alzheimer es la más común y una de las más debilitantes. Sorprendentemente, hay casi cuarenta y cuatro millones de personas en todo el mundo que padecen el Mal de Alzheimer o alguna demencia relacionada, y aparte de estas personas, se estima que internacionalmente uno de cada cuatro será diagnosticado con Mal de Alzheimer

Esta enfermedad no solo es difícil para la persona diagnosticada, sino también para la familia. No solo afecta a las emociones, el tiempo y las finanzas de la familia. En el año de 2016, 15,9 millones de miembros de la familia brindaron atención y cuidado al enfermo, lo que se traduce en un estimado de 18,2 horas facturables, es decir, 240 mil millones de dólares.

La peor noticia es que el Mal de Alzheimer es la sexta causa de muerte en los Estados Unidos, y la esperanza de vida típica después del diagnóstico es de cuatro a ocho años. Sorprendentemente, entre los años 2000 y 2014, hubo un aumento del ochenta y nueve por ciento en las muertes por el Mal de Alzheimer, y se estima que entre 2017 y 2025 habrá un aumento del 14%.

Esta enfermedad hace que las neuronas del cerebro desarrollen resistencia a la insulina, lo que dificulta que absorban la glucosa y, por lo tanto, eviten el combustible. Afortunadamente, las cetonas no solo actúan como una fuente de combustible sin glucosa para estas células, sino que también se ha demostrado que la dieta disminuye la resistencia a la insulina. Esto no solo proporcionará cetonas a las células como combustible, sino que al tratar la resistencia a la insulina las células podrán absorber mejor la glucosa que se les proporciona a través del proceso de gluconeogénesis.

Se realizó un estudio con veinte participantes adultos que vivían con Mal de Alzheimer u otras enfermedades cognitivas. En este estudio, los participantes recibieron una bebida de aceite MCT, que aumenta los niveles de cetona, o un placebo. A los noventa minutos de beber la bebida MCT, las cetonas aumentaron significativamente y mostraron grandes mejoras en los síntomas, mientras que el grupo de control con placebo no mejoró.

En otro estudio, un paciente con Mal de Alzheimer se sometió a un protocolo de tratamiento con aceite de coco y aceite MCT durante un período de veinte meses. El paciente experimentó una gran mejora y éxito. Mejoraron catorce puntos en la escala de Actividades de la Vida Diaria y seis puntos en la Escala Cognitiva de Evaluación del Mal de Alzheimer. El paciente experimentó una notable mejoría en el estado de ánimo, la búsqueda de palabras, los eventos, la participación social, los temblores y la marcha durante este tiempo. Las imágenes de resonancia magnética realizadas durante el período de prueba mostraron que su cerebro no experimentó ninguna disminución durante el período de tratamiento de veinte meses.

Un estudio que comparó los efectos de las dietas altas en carbohidratos y las dietas bajas en carbohidratos en adultos mayores, descubrió que los participantes en una dieta baja en carbohidratos mostraron un mejor funcionamiento. Estos pacientes también experimentaron una pérdida de grasa alrededor del abdomen, pérdida de peso, y mejoraron la insulina en ayunas, el rendimiento de la memoria y la glucosa en ayunas. Se concluyó que esta mejora era el resultado del aumento de cetonas en la dieta.

Reduce los Síntomas del Síndrome de Ovario Poliquístico

El SOP, también conocido como síndrome de ovario poliquístico, es uno de los trastornos endocrinos más comunes. Esta afección causa muchos síntomas, incluido el crecimiento del cabello, el aumento de peso, la resistencia a la insulina, la hiperinsulinemia, la fatiga, los períodos menstruales irregulares y la infertilidad. Sin embargo, la causa de este trastorno es desconocida, aunque la inflamación crónica, el aumento de insulina, el exceso de andrógenos y la genética pueden tener un impacto en la causa de este trastorno. Para reducir los riesgos asociados con el SOP más adelante, es importante recibir un diagnóstico y tratamiento temprano.

Afortunadamente, a pesar de que aún se desconoce mucho sobre esta condición, se ha demostrado que la dieta Cetogénica y el ejercicio pueden ayudar, así como también ayudarán a disminuir la grasa abdominal, mejorar la sensibilidad a la insulina y aumentar la fertilidad.

Muchas personas con síndrome de ovario poliquístico experimentan síntomas que afectan su salud mental, lo que puede tener un gran impacto en sus vidas. Sin embargo, un estudio ha encontrado que las personas con SOP que se sometieron a una dieta baja en carbohidratos y alta en proteínas experimentaron una mejora significativa en los síntomas de salud mental. Curiosamente, las personas que tomaron una dieta alta en carbohidratos y alta en proteínas no experimentaron ninguna mejora.

En otro estudio, después de veinticuatro semanas con la dieta cetogénica, las personas diagnosticadas con SOP experimentaron un promedio de reducción de la insulina en ayunas en un cincuenta y cuatro por ciento, una mejora del peso del doce por ciento, una reducción del treinta y seis por ciento de la testosterona libre y dos de cinco personas en el estudio que previamente habían sido infértiles pudieron quedar embarazadas.

Por último, un estudio reveló que las dietas bajas en carbohidratos pueden mejorar la ovulación, los equilibrios hormonales, la fertilidad y la insulina circulante en las personas diagnosticadas con SOP.

Ayuda en el Manejo de la Esclerosis Múltiple

Esta enfermedad crónica debilitante afecta a unas cuatrocientas mil personas solo en los Estados Unidos y es tres o cuatro veces más probable que afecte a las mujeres que a los hombres. Esta enfermedad causa daño a los nervios, lo que impide la comunicación entre el cuerpo y el cerebro. Si bien puede afectar a todos de manera diferente y a diferentes velocidades, algunos de los síntomas incluyen pérdida de visión, dificultades de movimiento, deterioro de la memoria, entumecimiento, reducción del equilibrio y mucho más.

Se ha comprobado que la dieta cetogénica tiene muchos beneficios para la salud, y muchos de estos se combinan perfectamente contra los síntomas de la esclerosis múltiple. Por ejemplo, puede ayudar a reducir la inflamación, reparar las células, proteger el cerebro, aumentar la memoria y más.

Un estudio aleatorio y controlado reveló que cuarenta y ocho personas con esclerosis múltiple que se sometieron a una dieta cetogénica experimentaron una mejora significativa en los síntomas y el tratamiento de la enfermedad. Estas mejoras fueron aún más pronunciadas con la dieta cetogénica que se emparejó con el ayuno intermitente.

Alivia los Síntomas de las Enfermedades Mentales

La enfermedad mental es increíblemente frecuente pero estigmatizada en gran medida. Debido a esto, lamentablemente, el cincuenta y seis por ciento de las personas no buscan atención médica, a pesar de que más de cuarenta millones de estadounidenses viven con algún tipo de enfermedad mental. Las fobias a las discapacidades en la sociedad llevan a las personas a perpetuar la idea de que las personas con enfermedades mentales son violentas, mientras que la mayoría no lo son y las personas con enfermedades mentales tienen más probabilidades de experimentar violencia en lugar de perpetrarlas. Muchas enfermedades mentales pueden interferir en todos los aspectos de la vida, tanto en la vida personal como profesional. La enfermedad mental no descansa.

Si bien es necesario realizar muchos más estudios, se ha demostrado que la dieta cetogénica puede beneficiar a las personas que viven con una serie de enfermedades o síntomas mentales.

En un estudio sobre la depresión en ratas, se encontró que la dieta cetogénica era igual de efectiva que los antidepresivos. Las ratas en el estudio ya no mostraron el comportamiento de la desesperación, y se volvieron más móviles. Otro estudio similar afirmó que la dieta cetogénica fue capaz de ayudar a estabilizar el estado de ánimo. Sin embargo, tómelo con un grano de sal, ya que no es un ensayo humano, e incluso si lo fuera, usted nunca debería dejar de tomar antidepresivos sin la atención de un médico.

El trastorno bipolar afecta a más de cinco millones y medio de estadounidenses. Sin embargo, al ser uno de los trastornos mentales más prevalentes, todavía se malinterpreta y estigmatiza en gran medida. Un estudio descubrió que dos mujeres diagnosticadas con trastorno bipolar tipo II pudieron experimentar una mejoría en la estabilización del estado de ánimo con la dieta cetogénica, lo que fue más efectivo de lo que pudieron lograr con la medicación. Este fue también un estudio a largo plazo, donde una mujer fue estudiada siguiendo la dieta durante dos años y la otra durante tres años.

Si bien el autismo no es una enfermedad mental, puede causar trastornos del estado de ánimo y trastornos de ansiedad. Los estudios que muestran el manejo del estado de ánimo y la ansiedad en personas autistas con dieta cetogénica son limitados; sin embargo, algunos han demostrado que puede ayudar y disminuir el estrés social.

Como usted puede ver, hay muchas razones para elegir la dieta cetogénica. Estudio tras estudio se ha demostrado que es una opción segura para la mayoría de las personas y, al mismo tiempo, es eficaz para mejorar la salud general.

Si su objetivo es proteger su salud mental, reducir su colesterol, reducir su riesgo de cáncer o perder peso, la dieta cetogénica lo puede ayudar.

Capítulo 3: El Proceso de Cetosis

El principio fundamental de la dieta cetogénica está basado en la restricción de los carbohidratos para alcanzar un estado de cetosis y los muchos beneficios que proporcionan las cetonas. Si bien esta dieta es simple y fácil, para las personas que son nuevas en ella puede haber confusión sobre lo que realmente es la cetosis, cómo saber si está en cetosis y los efectos secundarios que puede tener. En este capítulo, profundizaremos en la cetosis y lo que puede esperar.

¿Qué es la Cetosis?

Si bien muchas personas desconocen el proceso de cetosis, es un estado metabólico natural en el que el cuerpo creará cetonas como combustible debido a la falta de glucosa. Si bien este estado se puede lograr mediante el ayuno, el método más popular, fácil y sostenible es a través de la restricción de la ingesta de carbohidratos en la dieta cetogénica. Con este método, usted aún recibe todos los nutrientes que su cuerpo necesita. A algunas personas les lleva más tiempo que a otras entrar en un estado de cetosis sostenida, dependiendo de su ingesta de alimentos, niveles de actividad y salud. Por ejemplo, las personas con diabetes tardan más en entrar en un estado de cetosis. Sin embargo, usted puede esperar estar en una cetosis verdaderamente sostenida dentro de un día o hasta una semana y media. Este estado se define por tener un nivel de cetona en sangre de 0.5 mmol/L.

Este estado de cetosis tiene muchos beneficios, además de proteger contra las enfermedades y ayudar en la pérdida de peso, como disminuir el hambre, mantener la energía y mejorar la función cognitiva.

Usted quizás se esté preguntando por qué puede variar el tiempo que se tarda en llegar a la cetosis sostenida. La razón es que este depende de la cantidad de glucógeno que se encuentra actualmente en su cuerpo y la rapidez con que usted lo quema a través de él. El glucógeno es la forma de glucosa que se almacena en sus músculos e hígado. Las personas que siguen una dieta alta en carbohidratos y comen muchos alimentos azucarados, tendrán más glucosa en su sistema que las personas que consumen una dieta de alimentos bajos en azúcar. El ejercicio quemará esta glucosa más rápido, por lo que, si usted es un atleta, lo más probable es que ingrese a la cetosis más rápido que la mayoría de las personas.

Si bien los diabéticos y las personas con resistencia a la insulina pueden tardar más en entrar en la cetosis profunda, la buena noticia es que la dieta cetogénica se ha demostrado una y otra vez que es adecuada para tratar la resistencia a la insulina. Por lo tanto, cuanto más tiempo usted siga la dieta cetogénica, más mejorará su respuesta de insulina y azúcar en la sangre.

La Gripe Keto

Durante las primeras dos semanas de la dieta cetogénica, usted puede esperar entrar en una "gripe keto". Para algunas personas, esto es muy leve y apenas notan el cambio, aparte de la necesidad de comer con más frecuencia, aunque muchas personas realmente se sienten como si tuvieran gripe. Puede ser desagradable mientras su cuerpo se adapta a usar las cetonas como combustible en lugar de la glucosa, pero pronto comenzará a notar que los síntomas gripales se desvanecen y son reemplazados por niveles más altos de energía, disminución del hambre y otras mejoras diarias.

Afortunadamente, aunque los síntomas de la gripe keto pueden ser molestos, son seguros y pasan rápidamente.

Mal Aliento

Todos tememos al mal aliento, pero es posible que usted deba vivir con él durante uno o dos días de la dieta cetogénica. Esto se debe a que su cuerpo comienza a producir cetonas y una de estas cetonas, es la acetona. Sin embargo, nuestras células no pueden utilizar acetona, por lo que, en cambio, se excreta a través de la respiración y la orina. Este "aliento leto" puede ser bastante picante, con un olor similar al del quitaesmalte de uñas o fruta demasiado madura. No es agradable.

Afortunadamente, no dura mucho tiempo. Su cuerpo se aclimatará rápidamente a la creación de cetonas y producirá las cetonas más productivas beta-hidroxibutirato y acetoacetato y, una vez que lo haga, usted entrará en cetosis.

No hay mucho que usted pueda hacer contra el mal aliento. Solo trate de mantenerse alejado de la gente y tenga muchas mentas a mano durante un par de días.

Boca Seca y Sed extrema

Su cuerpo descargará rápidamente el peso del agua y los electrolitos debido a la restricción de carbohidratos. Esto a menudo causará deshidratación, sequedad de boca y sed. Si bien esta es una buena señal de que la dieta cetogénica está funcionando para usted, asegúrese de reponer líquidos y electrolitos. Usted no debe permitir que la deshidratación se salga de las manos.

Generalmente se recomienda beber la mitad del peso de su cuerpo en onzas. Por lo tanto, si pesa ciento cincuenta libras, deberá beber un mínimo de setenta y cinco onza de agua al día. Sería ideal que usted beba más agua que esta para asegurarse de que obtiene lo suficiente, mientras su cuerpo se encuentra en el proceso de descarga de gran parte del agua almacenada.

Solo asegúrese de nunca beber más de un litro de agua en el lapso de tiempo de una hora, ya que su hígado no puede procesar más y pondría sus órganos en tensión. Además, esté pendiente de obtener los electrolitos importantes (sodio, magnesio, potasio y calcio) junto con el agua, ya que las moléculas de electrolitos se unen a las moléculas de agua. Esto significa que cuando el agua se descarga de su cuerpo, también se descargan los electrolitos, y por lo tanto deben ser restaurados.

Aumento de la Micción

Las cetonas y los bajos niveles de ingesta de carbohidratos son diuréticos naturales. No solo eso, sino que a medida que los niveles de insulina disminuyen, se libera más agua y sodio del cuerpo, lo que significa frecuentes idas al baño. Esta es una buena señal y debería mantenerse mientras más tiempo esté en la dieta cetogénica.

Trastornos Digestivos

La dieta cetogénica es un gran cambio para las personas, y aunque es un cambio relativamente simple y fácil de manejar, su tracto digestivo puede requerir algo de tiempo para adaptarse. De hecho, el efecto secundario más común de la dieta cetogénica es el malestar digestivo, pero con un poco de tiempo o retoques en su dieta, los síntomas deberían desaparecer.

Algunas personas se vuelven muy estreñidas, pero con un poco de retoques, este es un efecto secundario fácil de manejar. Las causas son fáciles de solucionar y generalmente se deben a deshidratación, deficiencias de electrolitos o muy poca fibra. Afortunadamente, si usted aumenta esto en su dieta el estreñimiento debería desaparecer. Usted puede encontrar polvos de bebida electrolítica sin azúcar y sin edulcorantes artificiales, como Ultima Replenisher, que es una excelente opción para reponer estos importantes minerales.

Muchas personas pueden evitar por completo las verduras en la dieta cetogénica porque están tratando de mantener bajo el recuento neto de carbohidratos, y en cambio comen otras cosas, como nueces y productos lácteos. Si bien las nueces y los productos lácteos tienen su lugar en una dieta cetogénica, es importante comer verduras por su contenido de fibra y nutrición. Limítese a comer las verduras bajas en carbohidratos, como la coliflor, el brócoli y las coles de Bruselas.

Usted puede desarrollar diarrea debido a que su cuerpo está eliminando el exceso de líquidos. No hay mucho más que pueda hacer al respecto, pero debería desaparecer por sí solo en breve. Simplemente manténgase hidratado y tome esos electrolitos. También usted puede considerar no consumir productos de aceite MCT hasta que desaparezca la diarrea, ya que se digiere más rápidamente que otras fuentes de grasa, lo que significa que podría causar diarrea en grandes cantidades.

Aunque la molestia digestiva es uno de los efectos secundarios más comunes de la dieta cetogénica durante la gripe keto, no se preocupe, es posible que usted ni siquiera la experimente. Si bien es común, muchas personas no lo experimentan. De hecho, la dieta cetogénica puede ayudar a las personas que viven con estreñimiento crónico.

Cambio en el Apetito

Durante las primeras semanas de la dieta cetogénica, es posible que usted tenga hambre con más frecuencia, a pesar de que los alimentos son más densos en calorías. Por lo tanto, incluso si su objetivo es perder peso en última instancia, es posible que desee comenzar con un conteo de calorías para mantener el peso, por lo que es menos probable que tenga hambre y esté estresado. Eso solo sería una receta para comer en exceso más tarde.

Afortunadamente, la dieta cetogénica naturalmente suprime el hambre, lo que ayuda a perder peso. Esto se debe a que, si bien los carbohidratos se queman rápidamente lo que le deja con hambre y la necesidad de reabastecerse de combustible, las grasas de la dieta cetogénica se queman lentamente y satisfacen. Al final del primer mes, notará que su hambre disminuirá y en los meses siguientes puede incluso seguir disminuyendo. Esto es especialmente útil, ya que las grasas son altas en calorías y sin esta reducción del hambre, sería fácil comer en exceso cientos de calorías.

Usted necesitará comer menos, sintiéndose más enérgico y capaz de pasar más tiempo entre las comidas. Esto es especialmente útil para las personas que llevan una vida ocupada.

Incrementa la Fatiga

Antes de comenzar la fase de cetosis sostenida que proporciona mayor energía, la gripe keto puede hacer que usted experimente un aumento de la fatiga, tanto en la mente como en el cuerpo. Afortunadamente, esto no dura mucho tiempo y puede reducirse con unos pocos métodos simples. Para disminuir la fatiga, trate de consumir abundante agua y electrolitos, coma según sea necesario (asegúrese de comer las proteínas adecuadas) y considere ejercicios ligeros a suaves, como caminar o estirarse, y dormir lo suficiente.

Insomnio

La dificultad para quedarse dormido o para permanecer dormido, también conocida como insomnio, es algo que afecta en la noche a muchas personas en todo el mundo. Sin embargo, si usted es una persona que desarrolla repentinamente insomnio en la dieta cetogénica, lo más probable es que no sea insomnio crónico y debería desaparecer junto con la gripe keto.

La razón de esto es que cuando usted reduce su ingesta de carbohidratos, su cuerpo está luchando para adaptarse a las nuevas fuentes de combustible; por lo tanto, libera hormonas del estrés a nivel bioquímico. Si bien es poco lo que puede hacer para eso, usted puede probar las ayudas para dormir con leche, así como limitar los estimulantes y disminuir el estrés. La respiración profunda, el yoga, la meditación y el ejercicio suave pueden ayudar a disminuir el estrés en su estilo de vida en general, ayudándolo a reducir un poco del estrés en su cuerpo debido a la reacción bioquímica.

Esto debería desaparecer tan pronto como usted se adapte al keto, también conocido como cetosis sostenida y su cuerpo pueda utilizar adecuadamente las cetonas como combustible.

Seguimiento de los Niveles de Cetona

Algunas personas prefieren realizar un seguimiento de sus niveles de cetona, aunque no es necesario. Esto puede aliviar la mente de la persona, permitiéndole saber dónde se encuentra en la escala de no cetosis para estar en cetosis sostenida. Sin embargo, no se recomienda que usted se preocupe demasiado por los niveles de cetonas, ya que siempre que siga el índice macro, no debería tener ningún problema para ingresar o mantener la cetosis.

Si usted decide realizar una prueba de cetonas, es mejor comenzar uno o dos días después de comenzar la dieta, ya que antes no se revelará nada. También es importante recordar que tardará entre dos y tres semanas en ingresar a la cetosis sostenida.

Una última advertencia: las muestras de orina y los medidores de aliento, aunque son útiles, no son del todo exactas. Estas pruebas simplemente prueban la cantidad de cetonas que se expulsan del cuerpo, no la cantidad real de cetonas que tiene. Las pruebas de cetonas en sangre son más precisas porque, después de haber estado en cetosis sostenida por un tiempo, su cuerpo aprenderá a producir menos exceso de cetonas. Ya que su cuerpo aprende lo que necesita, podrá producir eso, y muy poco más, por lo que descubrirá que los números en la orina y las varitas de respiración bajan.

Muchas personas se asustarán al ver que sus niveles de cetona bajan después de estar en la dieta cetogénica durante un par de meses, pero en realidad es porque lo están haciendo muy bien, no porque lo estén haciendo mal.

Descripción general de lo que puede esperar

El proceso de la cetosis varía de una persona a otra, pero hay una idea general de lo que puede esperar. Saber lo que puede suceder puede ayudarle a planificar, aliviar sus preocupaciones y manejar mejor lo que pueda surgir en su camino.

Usted no debe notar ningún cambio el primer o segundo día. Si usted nota algún cambio, probablemente será el aumento del hambre. Para contrarrestar esto, intente incluir un par de bocadillos para mantener sus niveles de energía y evitar comer en exceso en una comida más tarde en el día.

Durante los días tres a siete, es probable que usted comience a notar un aumento de la fatiga y otros síntomas de la gripe keto. La gravedad de estos síntomas varía, pero para algunas personas son bastante leves.

Al final de la primera semana, o durante la segunda semana, usted debe comenzar a descargar el exceso de cetonas de acetona y excretarlas en la orina y la respiración. Esto se puede probar con analizadores de aliento u orina. Si decide realizar la prueba, las tiras de orina son menos costosas, pero la prueba de aliento es más precisa.

Después de la segunda semana, el mal aliento debe desaparecer, sus síntomas deben comenzar a disiparse y usted debe ingresar una cetosis sostenida.

Para la tercera y cuarta semana, usted debe notar que sus niveles de energía aumentan, el hambre disminuye y otras mejoras, según la salud de cada persona. Por ejemplo, si usted tiene colesterol alto o resistencia a la insulina, es probable que empiecen a mejorar en este punto.

El proceso de ingresar a la cetosis es diferente para todos, pero no tiene que ser difícil ni aterrador. Usted ya lo ha conseguido y puede lograr una mejor salud y una mejor vida.

Capítulo 4: Increíbles Consejos y Trucos Cetogénicos

La dieta cetogénica no es difícil. Es una forma de vida fácil, incluso para las personas que están constantemente corriendo, tienen pocos ingresos, no pueden cocinar o tienen discapacidades que impiden la movilidad. En este capítulo, le presentaremos algunos consejos y trucos simples para ayudar a simplificar aún más la dieta cetogénica. Con este consejo, usted estará en el camino hacia el éxito en poco tiempo.

Limite los Carbohidratos

Cuando usted comienza la dieta cetogénica, la cantidad de glucógeno que usted tenga almacenado en el hígado y los músculos afectará la rapidez con la que usted ingresará a la cetosis. El glucógeno, que es una versión almacenada de la glucosa, puede mantenerse almacenado hasta dos mil calorías en estas partes del cuerpo. Dependiendo de la cantidad de glucógeno que usted haya almacenado de su dieta precetogénica, su nivel de actividad física y el bajo nivel de carbohidratos que ingiere, la dieta cetogénica afectará la rapidez con la que ingrese a la cetosis.

Si usted espera ingresar a la cetosis lo antes posible y, por lo tanto, superar la gripe keto más rápidamente, entonces la mejor manera es limitar el consumo de carbohidratos en la dieta cetogénica todo lo posible. Si bien veinticinco carbohidratos netos son la cantidad diaria recomendada en la dieta cetogénica, puede limitarlos a diez o quince carbohidratos netos para ayudar a que sus reservas de glucógeno se agoten más rápido.

Vida Activa

Cuando usted comienza la dieta cetogénica por primera vez, su cuerpo tratará de adaptarse a obtener la energía de la grasa y las cetonas cuando antes la obtenía de los carbohidratos, lo cual significa un gran cambio y, por lo tanto, su capacidad atlética y su resistencia pueden disminuir ligeramente. Afortunadamente, esto solo dura un promedio de tres a cuatro semanas, y luego usted puede esperar que su rendimiento de ejercicio mejore. De hecho, los estudios han demostrado que la cetosis puede mejorar su capacidad atlética, especialmente cuando se trata de actividades aeróbicas y de resistencia.

Si bien es posible que usted no pueda hacer ejercicio con la intensidad habitual durante las primeras semanas, el ejercicio lo puede ayudar a agotar sus reservas de glucógeno; por lo tanto, aumentará la producción de cetonas y los ayudará a llegar a un estado de cetosis más rápidamente.

De hecho, varios estudios han demostrado que hacer ejercicio en ayunas aumenta los niveles de cetonas, pero si usted hace ejercicio mientras está en la dieta cetogénica, también aumentará la tasa de producción de cetonas. Un estudio descubrió que cuando se realiza una dieta cetogénica, si usted hace ejercicio antes de una comida y no después de la comida, los niveles de cetonas en la sangre pueden aumentar de ciento treinta y siete por ciento a trescientos catorce por ciento.

Incluya Aceite de Coco o de MCT

El aceite de coco no solo le brinda muchos beneficios para la salud, sino que también contiene muchos triglicéridos de cadena media, también conocido como aceite MCT. El consumo de aceite de coco o aceite MCT puro, puede ayudarle a aumentar los niveles de cetona, la energía y la saciedad.

A diferencia de la mayoría de las demás grasas, los triglicéridos de cadena media pueden ser rápidamente digeridos y luego administrados al hígado, donde se usan como combustible o se transmutan en cetonas. Si bien, usted puede comprar aceite puro de MCT, el aceite de coco contiene aproximadamente el cincuenta por ciento de los triglicéridos de cadena media, lo que lo convierte en una maravillosa opción para energizar y promover la salud. La porción restante de aceite de coco es ácido láurico, que también se ha demostrado en estudios que produce un nivel sostenido de cetonas; por lo tanto, el aceite de coco es una combinación de dos grasas poderosas para la cetosis.

También se ha demostrado en una amplia gama de estudios, que el aceite de coco sirve para mejorar los síntomas del Mal de Alzheimer, proteger el sistema nervioso, reducir la frecuencia de las convulsiones en personas con epilepsia y aumentar la pérdida de peso.

Si usted planea agregar aceite de coco o de MCT a su dieta, es un buen plan introducirlos lentamente para que su cuerpo pueda adaptarse. Si agrega estas grasas demasiado rápido, su sistema digestivo no podrá digerirlas fácilmente, lo que provocará una posible diarrea o retortijones. Afortunadamente, si usted empieza a agregar lentamente una cucharadita de aceite de coco antes de aumentar hasta dos o tres cucharadas en el transcurso de una semana o dos, no debería experimentar ningún trastorno digestivo.

Dele Prioridad al Sueño

Si usted no duerme o duerme demasiado, su cuerpo aumentará la producción de hormonas del estrés. Esto no solo puede afectar su nivel de estrés en general, sino que también puede evitar que pierda peso y a veces, incluso, puede causar aumento de peso. Por lo tanto, es importante asegurarse de que está durmiendo el número de horas recomendado. Los estudios han demostrado que menos de siete horas o más de nueve horas aumentarán estas hormonas del estrés; por lo tanto, es mejor encontrar lo que se adapte a sus necesidades dentro de ese lapso de tiempo.

Si usted tiene dificultades para quedarse dormido o dormir, hay algunas recomendaciones comunes que ayudan a muchas personas, aunque es posible que tenga que probar con ellas hasta que encuentre la solución que le ayude. La American Sleep Association recomienda una serie de consejos para mejorar la higiene del sueño. Algunos de estos consejos y trucos incluyen:

- Despiértese y vaya a dormir a la misma hora todos los días: Si usted tiene dificultades para conciliar el sueño, muchos especialistas en sueño le recomendarán comenzar centrándose solo en despertarse a la misma hora todos los días, y luego quedarse dormido debe finalmente ocurrir naturalmente. Lo ideal es que este horario permanezca igual en la mayoría de los días. Intente no alterarlo por más de veinte minutos, si es posible.

- Trate de evitar las siestas: cada persona solo necesita una cierta cantidad de sueño, y si se toma una siesta, entonces necesitará menos horas de sueño cuando llegue la noche. Si es absolutamente necesario tomar una siesta, trate de limitar su duración a solo treinta minutos.

- No se mantenga acostado si no puede dormir: si usted se encuentra con la mente acelerada e incapaz de dormir durante veinte minutos, levántese y haga otra cosa, como leer un libro. Acostarse en la cama solo hará avanzar el ciclo del insomnio. Sin embargo, si está fuera de la cama y hace algo relajante, su cuerpo se calmará cuando vuelva a la cama. Sin embargo, es importante que cuando se levante de la cama cuando tenga insomnio, evite el televisor y la computadora, ya que se ha demostrado que la luz azul emitida por estos desencadena el insomnio.

• No se relaje en la cama: se ha demostrado que las personas que pasan más tiempo en la cama viendo televisión, leyendo, escribiendo o lo que sea, tienen un mayor insomnio. Si usted puede, es mucho mejor hacer estas cosas en una silla o en el sofá y reservar su cama para dormir.

• Tenga cuidado con los estimulantes y otros elementos que puedan afectar su sueño, como la cafeína, los cigarrillos, el alcohol y los medicamentos.

• El sueño regular puede ayudar a mejorar la calidad del sueño, pero es importante evitar el ejercicio vigoroso dentro de las cuatro horas antes de acostarse. Ocasionalmente, puede haber una persona que duerma mejor haciendo ejercicio primero, pero para la población en general, esto solo promoverá la dificultad para dormir. Esto se debe a que el ejercicio intenso aumenta las endorfinas, lo que energiza el cuerpo y dificulta el sueño.

• Mantenga su habitación como un espacio tranquilo y confortable: las luces, incluso la luz leve emitida por un teléfono celular o luces de automóvil, perturbarán su ciclo de sueño. Por lo tanto, trate de mantener la habitación lo más oscura posible utilizando cortinas de oscurecimiento de la habitación y manteniendo todas las luces apagadas. También se ha demostrado que las personas duermen mejor en una habitación fresca, así que si es posible mantenga el termostato bajo durante la noche.

Cocine grandes lotes de Comida

Si bien la cocción se puede limitar en gran medida en la dieta cetogénica con la adición de carnes precocidas y verduras cocidas al microondas, eso no significa que nunca tenga que cocinar. Aunque, si usted tiene poco tiempo o energía, cocinar en grandes cantidades puede ahorrarle energía, tiempo y dinero. Simplemente cocine más comida de la que necesita y guárdela en el refrigerador o congelador. Si lo desea, puede simplemente cocinar dos o tres porciones a la vez para almacenar en el refrigerador, o puede hacer suficiente comida para que le dure dos o tres semanas y guardarla en el congelador. Esto es maravilloso para la gente que viaja, ya que simplemente tiene que retirarlo del congelador y descongelarlo en el microondas.

Obtenga sus Carbohidratos de los Vegetales

Si bien usted puede obtener algunos de sus carbohidratos netos diarios de productos lácteos, nueces u otros alimentos, debe tratar de obtener la mayoría de sus carbohidratos los de vegetales con bajo contenido de almidón y frutas con bajo contenido de azúcar. La col, col rizada, brócoli, aguacate, aceitunas, fresas, mora son maravillosas opciones de frutas y verduras en la dieta cetogénica, y es importante no dejarlas para comer alimentos empaquetados "bajos en carbohidratos", como las Tortillas bajas en de hidratos de carbono. Usted necesita la nutrición y la fibra proveniente de estas sorprendentes frutas y verduras.

Invierta en una Balanza de Cocina

El seguimiento preciso de su ingesta de alimentos para su índice macro es increíblemente importante en la dieta cetogénica, especialmente durante la fase inicial. Mucha gente puede simplemente observar lo que cree que es la proporción correcta, pero es inexacta y hace que se salgan de la cetosis. Las personas se sentirán frustradas al no entender por qué su peso se ha estancado y esto se debe a que no pesan ni dan seguimiento a los alimentos que consumen. Por ejemplo, si observa la cantidad correcta de mantequilla de almendras, puede consumir accidentalmente dos cucharadas adicionales en el transcurso de un día. Si bien dos cucharadas pueden parecer poco, contienen doscientas calorías y seis carbohidratos netos.

Una balanza de cocina es la manera más precisa de hacer un seguimiento de la cantidad de alimentos que consume y son fáciles de usar. Afortunadamente, estas balanzas son bastante baratas, y puede obtener una barata entre diez y veinticinco dólares.

Tome Cetonas Exógenas

Al igual que el aceite de coco y de MCT, las cetonas exógenas pueden ayudarle a aumentar la cantidad de cuerpos cetónicos que tiene y hacer que el proceso de entrar en la cetosis sea más fácil y rápido. De hecho, incluir algunas cetonas exógenas en su dieta puede mejorar mucho su viaje cetogénico al brindarle más energía y ayudar a su cuerpo a adaptarse al proceso de cetosis antes de que lo haga de otra manera.

El mejor tipo de cetonas exógenas y el más común en el mercado es el beta-hidroxibutirato, también conocido como BHB. Esta es la forma más efectiva de cetonas que su cuerpo puede usar fácilmente como combustible y energía.

Si bien muchas personas temen la idea de la gripe keto, especialmente si están ocupados con el trabajo o la familia, la adición de cetonas exógenas ha ayudado a muchas personas a evitar este fenómeno. Puede ser un poco caros, pero si puede costearlo, entonces valdría la pena agregar cetonas exógenas a su dieta durante al menos las dos primeras semanas de la dieta cetogénica.

Mantenga a mano los Bocadillos

Lo último que usted desearía es estar cansado y hambriento, solo necesita un refrigerio, pero no tiene nada para comer. Por lo tanto, para ayudarle a mantener su dieta y evitar comer en exceso por las noches, es mejor tener a mano los bocadillos. Algunos excelentes bocadillos pueden ser de queso, huevos duros, carne de sándwich, carne seca, nueces, bombas de grasa keto o "fat bombs", guacamole previamente preparado o tocino precocido.

Comer fuera durante la Dieta Cetogénica

Para algunas personas comer fuera es algo que hacen regularmente o al menos es algo que les gusta hacer con sus seres queridos o compañeros de trabajo de vez en cuando. Afortunadamente, solo porque usted está a dieta no significa que tenga que renunciar a comer fuera. Las ensaladas sin crutones son a menudo opciones maravillosas, pero también hay muchas otras opciones.

El filete, el pescado y los mariscos son opciones bajas en carbohidratos, siempre y cuando no estén empanados. También puede comerlos a menudo acompañado de un vegetal bajo en almidón.

Si usted está en un restaurante de sushi, en lugar de pedir sushi que contiene arroz, pida sashimi. Sashimi es simplemente el pescado crudo, que luego se puede sumergir en salsa de soja o wasabi. No se preocupe, ¡no es insípido! Comer el sashimi de esta manera le permite apreciar los sabores y la frescura completamente, y es muy popular en Japón.

Si le apetece comer una hamburguesa, la mayoría de los lugares lo acomodarán al darle una lechuga en lugar de un bollo de pan. Comer una hamburguesa sobre una ensalada o envuelta en lechuga es increíblemente satisfactorio e igualmente sabroso.

¡Las opciones para el desayuno pueden ser más limitadas, pero siempre usted puede disfrutar de huevos, queso, tocino y salchichas para el desayuno!

Capítulo 5: Empareje el Ejercicio con la Dieta Cetogénica

A la mayoría de las personas les han enseñado que, para perder peso, necesitan restringir las calorías y agotarse con una cantidad excesiva de ejercicio extenuante. Si bien esto puede parecer efectivo, ya que usted está consumiendo menos calorías de las que necesita, a menudo los resultados son menores de los que las personas esperan. La báscula apenas se moverá, usted sentirá hambre y estará agotado.

Usted puede pensar que aumentar la cantidad de ejercicio le ayudará a perder más libras, pero más bien, hará que tenga más hambre, lo que le hará comer más. También aumentará la tensión en las células y la cantidad de inflamación en el cuerpo.

Si bien este método de pérdida de peso provoca estrés tanto en la mente como en el cuerpo, no tiene por qué ser así en la dieta cetogénica. A diferencia de la mayoría de las dietas, usted se sentirá más lleno por más tiempo, requerirá menos alimentos y tendrá energía. Esto no solo le ayudará a hacer un mejor ejercicio, sino que también le ayudará a evitar comer en exceso y dejará a un lado su arduo trabajo.

Como si eso fuera poco, los estudios científicos han demostrado que el ejercicio es increíblemente más efectivo en la dieta cetogénica. Esta es una gran noticia para las personas con tiempo limitado, energía o deseo de hacer ejercicio. En un estudio, se encontró que las personas que hacen ejercicio con la dieta cetogénica queman dos o tres veces más grasa durante el ejercicio que las personas con una dieta alta en carbohidratos. Esto se debe a que el proceso de cetosis ayudará a su cuerpo a quemar grasa corporal en lugar de glucógeno en los músculos.

La dieta cetogénica también le proporcionará un aumento y una energía sostenida durante sus entrenamientos. Si bien la mayoría de las personas bajarán su nivel de azúcar en la sangre, debido a que queman la glucosa y el glucógeno, en su caso descubrirá que su nivel de azúcar en la sangre se mantendrá estable, manteniendo su energía alta, ya que está usando cetonas y grasas como fuente de combustible. Esto es especialmente útil para las personas que hacen ejercicios de resistencia.

Hay muchos beneficios de ejercitarse en la dieta cetogénica. Los estudios han demostrado que el ejercicio es más efectivo y fácil de mantener durante la dieta cetogénica si se compara con las personas que realizan dietas estándar. Sin embargo, se sugiere que se adentre lentamente en el ejercicio mientras usted se adapta a la dieta cetogénica. Si usted comienza simultáneamente su dieta cetogénica y un nuevo régimen de ejercicio, es más probable que se sienta agotado, especialmente durante el período de la gripe keto.

Afortunadamente, al final de la primera o la segunda semana, usted debería notar que sus niveles de energía aumentan y al final del primer mes, debe volver a tener todas tus habilidades activas. Es mejor que durante este primer mes de la dieta cetogénica, prefiera un ejercicio ligero y moderado en lugar de realizar ejercicios agotadores. Si el fisicoculturismo o el entrenamiento con HIIT son importantes para usted, puede hacerlos más fácil durante el primer mes si incorpora cetonas exógenas en su dieta. Como se mencionó anteriormente, esto ayudará a que su cuerpo se adapte más rápido a la cetosis y prevenga la gripe keto, lo que le ayudará a ponerse de pie durante el primer mes de la dieta cetogénica.

Si bien el tipo de ejercicio que puede hacer en la dieta cetogénica no está limitado, algunos no son ideales con la dieta cetogénica estándar. Por ejemplo, las dietas cetogénicas específicas o cíclicas son más adecuadas que la dieta cetogénica estándar si usted practica el fisicoculturismo o el entrenamiento HIIT.

Esto se debe a que los entrenamientos cortos y de alta intensidad, que duran entre diez segundos y dos minutos, dependen de la glucosa en nuestros músculos. Es posible que usted pueda arreglárselas sin comer muchos carbohidratos, pero encontrará que su resistencia y fuerza son más limitadas. Afortunadamente, con las dietas cetogénicas dirigidas y cíclicas, aún puede obtener los muchos beneficios de la dieta, pero con suficientes carbohidratos para poder realizar su entrenamiento.

Si usted es una persona que hace ejercicios aeróbicos o algo que no sea extenuante, entonces debe tener toda la resistencia y el poder que necesita con la dieta cetogénica estándar, ya que estos tipos de ejercicios no requieren glucosa y se puede obtener la energía completamente de cetonas, grasa y proteína.

Ejercicios de Estiramiento y Flexibilidad

Hay muchos beneficios derivados de los ejercicios de flexibilidad, como yoga, pilates y tai chi. No solo son calmantes y útiles para la salud mental, sino que fortalecen y alargan los músculos, lo que ayuda a aumentar el rango de movimiento y disminuye el riesgo de lesiones. Esto es especialmente importante a medida que envejecemos y es más probable que desarrollemos lesiones debilitantes. Sin embargo, también puede ser útil para las personas que disfrutan de ejercicios moderados o extenuantes para incorporar también algunos ejercicios de flexibilidad. Promoverá su rendimiento y disminuirá el riesgo de desarrollar una lesión relacionada con el ejercicio.

Es importante recordar que, si bien estos ejercicios de flexibilidad parecen simples, muchos de ellos tienen más de lo que parece. Usted no puede apreciar cuánto control y fuerza requieren hasta que los pruebe. Por lo tanto, es importante no saltar en estiramientos difíciles o rutinas demasiado rápido. De lo contrario, provocará una lesión. Comience con las rutinas de nivel principiante y vaya avanzando gradualmente. Si no está seguro de cómo abordar esto por su cuenta, hay una amplia variedad de clases disponibles en gimnasios y estudios de yoga.

Es muy probable que haya escuchado toda su vida que debería estirarse antes de hacer ejercicio, pero en realidad se ha descubierto que esto no es efectivo. En lugar de hacer estos ejercicios de estiramiento y flexibilidad antes de un entrenamiento extenuante, es mejor hacerlos después para ayudar a que su cuerpo se enfríe a un ritmo constante. En vez de eso, antes de que usted haga un ejercicio intenso, lo mejor es calentarse con algo de trote suave o alguna otra cosa que requiera los músculos que utilizará. Por ejemplo, si usted juega al fútbol, puede calentar haciendo footing en el campo y pasando la pelota de un lado a otro a sus compañeros durante cinco a diez minutos hasta que sus músculos se calienten y sean flexibles.

Si bien los ejercicios de flexibilidad y el estiramiento tienen muchos beneficios para la salud, algunos de los más comunes incluyen el alivio del estrés, la mejora del sueño, la disminución de la tensión muscular, el aumento del control muscular, la mejora de la fuerza muscular y el tono, la disminución de la tensión muscular, la mejora de la postura, la disminución de la tensión articular, la mejora de la función pulmonar, y la reducción de la inflamación.

Aerobics y Cardio

Los aeróbicos y los ejercicios cardiovasculares son una opción maravillosa, no solo porque pueden alcanzarse con la dieta cetogénica estándar sin necesidad de carbohidratos, sino porque tienen una capacidad maravillosa para fortalecer nuestros cuerpos y aumentar nuestra salud. Algunos de estos beneficios para la salud incluyen, entre otros, fortalecer los músculos, mejorar la función pulmonar, aumentar las endorfinas, promover una mejor calidad del sueño, aumentar la dopamina, controlar el dolor de artritis, aumentar el rango de movimiento de las articulaciones, aumentar la serotonina, mejorar la salud de la piel, aumentar la sangre que fluye al cerebro, aumentar la noradrenalina, mejorar la memoria, controlar el azúcar en la sangre, mejorar la composición corporal y, por supuesto, aumentar la pérdida de peso.

Algunos ejemplos de ejercicios aeróbicos de cardio incluyen trotar, andar en bicicleta, nadar, correr, boxear, caminata de fuerza, bailar, escalar, subir escaleras y practicar deportes recreativos.

Cuando usted realice estos ejercicios, es importante mantener su ritmo cardíaco en una zona específica, dependiendo de su edad. Esta zona es diferente para todos y se recomienda que sea de cincuenta a setenta por ciento de los doscientos veinte menos su edad. Esto significa que, si usted tiene treinta, entonces serían ciento noventa, siendo su zona objetivo individual entre noventa y cinco y ciento treinta y tres. Los relojes de ejercicio son increíblemente útiles para asegurarse de mantener su frecuencia cardíaca en la zona correcta y hay algunas opciones económicas bastante decentes en el mercado, si no se compra una con todas las campanas y silbidos. Cuando usted es nuevo en cardio, es mejor que comience en su zona de frecuencia cardíaca mínima de diez a quince minutos, y aumente lentamente la intensidad y el tiempo a medida que se adapta. Puede esforzarse al aumentar lentamente la frecuencia cardíaca y el intervalo de tiempo en incrementos de cinco minutos por semana. Eventualmente, es ideal trabajar entre treinta y cuarenta y cinco minutos, pero si solo puede hacer ejercicio durante veinte minutos, está bien. Recuerde: el ejercicio es más efectivo para perder peso con la dieta cetogénica.

Entrenamiento con Intervalos de Alta Densidad (HIIT)

Si bien los ejercicios aeróbicos y los ejercicios cardiovasculares tienen una mayor cantidad de beneficios para la salud cuando se hacen durante más de treinta minutos, el entrenamiento HIIT es único porque es un ejercicio total increíble de alta intensidad que se puede completar en veinte minutos. Completar un HIIT no lleva tanto tiempo como un ejercicio cardiovascular, así que usted puede pasar menos tiempo haciendo ejercicio y obtener un impulso aún mayor en su objetivo de pérdida de peso y salud. Esto es especialmente útil en las vidas ocupadas en las que vivimos hoy en día, y para las personas que simplemente odian el ejercicio y desean superarlo lo más rápido posible.

Si usted está interesado en intentar un entrenamiento a intervalos de alta intensidad, es mejor combinarlo con la dieta cetogénica dirigida, ya que es más efectivo cuando tiene un poco de glucógeno en su sistema, pero no tanto como para hacer la dieta cetogénica cíclica.

Un estudio demostró que las personas que realizaban rutinas HIIT tres veces por semana durante veinte minutos podían perder un promedio de 4.4 libras de grasa corporal cada una durante un período de doce semanas y esto sin cambios en la dieta. Esta sola noticia es maravillosa, ya que el ejercicio sin dieta a menudo produce pocos resultados en la pérdida de peso. Pero es aún mejor porque el diecisiete por ciento de la grasa perdida fue del tipo más peligroso de grasa, la grasa visceral, que rodea los órganos y causa la enfermedad.

Se realizó otro estudio para comparar la diferencia del control pulmonar y uso de oxígeno en las rutinas de HIIT y cardio en bicicletas fijas. En promedio, los pulmones y el oxígeno de las personas mejoraron en un veinticinco por ciento, pero mientras que el grupo de cardio tenía que hacer ejercicio durante dos horas a la semana para lograrlo, el grupo HIIT solo necesitaba hacer ejercicio la mitad de ese tiempo para alcanzar los mismos beneficios.

Un estudio sobre la cantidad de calorías quemadas durante el ejercicio comparó el HIIT con el entrenamiento con pesas, andar en bicicleta y correr. El estudio reveló que aquellos que usaban HIIT en lugar de otras formas de ejercicio podían quemar un promedio de veinticinco a treinta por ciento más calorías.

Algunos de los otros beneficios del ejercicio HIIT son la mejora de la presión arterial, la reducción del azúcar en la sangre, la mejora de la resistencia a la insulina, el aumento de la fuerza muscular, la reducción de la frecuencia cardíaca, el aumento de la resistencia, el metabolismo acelerado e incluso la quema de calorías incluso después de dejar de hacer ejercicio.

Pero, ¿qué aspecto tiene un entrenamiento HIIT? Hay muchas maneras de personalizar una rutina HIIT, pero un ejemplo simple es si se calienta caminando cinco minutos y luego corre a toda velocidad lo más rápido posible durante treinta segundos completos. Luego puede refrescarse con una caminata de cuatro minutos antes de repetir el proceso varias veces.

Fisicoculturismo

Si usted se preocupa por su capacidad para acumular músculo y desarrollar su cuerpo sobre la base de la dieta cetogénica, no tiene por qué temer. El fisicoculturismo se puede lograr con la dieta cetogénica, tanto con la dieta cetogénica dirigida como con la dieta cetogénica cíclica. Si usted es un principiante, es muy recomendable comenzar con una dieta cetogénica dirigida en lugar de cíclica; de lo contrario, es poco probable que queme toda la glucosa y el glucógeno en su sistema, lo que causará la salida de la cetosis. Aunque, si usted es un fisicoculturista avanzado que hace ejercicio tres o más veces a la semana, entonces la dieta cetogénica cíclica es lo suyo.

Si usted lo desea, puede incluso aumentar su nivel de proteína en cualquiera de las dietas cetogénicas para aumentar su fisicoculturismo. Para comer una versión rica en proteínas de las dietas, simplemente consuma entre 1 y 1.3 gramos de proteína por cada libra de peso corporal, pero asegúrese de incluir las calorías de esta proteína en su índice macro diario y en el recuento de calorías. Algunas buenas fuentes de proteínas incluyen la carne de res, pollo, pavo, cordero, pescado graso, camarones, sardinas, huevos, nueces, productos lácteos enteros y tofu.

Capítulo 6: La Dieta Cetogénica y el Ayuno Intermitente

Algunas personas realizan las limpiezas de ayuno de moda que duran de una a dos semanas. Esto es increíblemente insano, ya que privan al cuerpo de nutrientes importantes. Sin embargo, el ayuno intermitente se realiza durante períodos de tiempo mucho más cortos y simplemente alarga el tiempo entre las comidas. Muchas personas solo ayunan de ocho a doce horas con ayuno intermitente. Si aún no está seguro sobre el ayuno intermitente, hay muchos estudios que no solo demuestran que es un método saludable para perder peso, sino que también puede mejorar su salud.

El ayuno intermitente y la dieta cetogénica funcionan maravillosamente como pareja, incluso mejor que por sí solos. Esto se debe a que no solo aumentan los beneficios de salud entre sí, sino que la dieta cetogénica también facilita el ayuno intermitente al mantenerle a usted lleno y energizado mientras ayuna. En lugar de convertirse en una lucha, ayunar se siente natural y simple.

Algunas personas incluso comenzarán su viaje cetogénico empezando con un ayuno para que puedan quemar más rápidamente el glucógeno y entrar en la cetosis. Si bien esta es una excelente opción para las personas que desean ingresar a la cetosis lo más rápido posible, también es mucho más difícil ayunar hasta que se encuentre en un estado de cetosis sostenida. De hecho, generalmente no se recomienda intentar el ayuno hasta que haya estado en la dieta cetogénica durante un mes. Sin embargo, si desea entrar en la cetosis lo antes posible sin el uso de cetonas exógenas, es una opción disponible.

Se mencionaron brevemente muchos beneficios para la salud del ayuno intermitente, pero ¿cuáles son algunos de estos? El poder absoluto del ayuno intermitente es asombroso, algunos de los beneficios para la salud incluyen, entre otros, los siguientes:

Pérdida de Peso

Cuando su cuerpo está alimentado, naturalmente quemará las calorías que acaba de comer. Pero cuando usted está en un estado de ayuno, su cuerpo puede utilizar la grasa almacenada, también conocida como grasa adiposa y corporal como combustible y energía. Se ha encontrado que la restricción de calorías durante un ayuno y la capacidad de quemar grasa corporal, es una herramienta maravillosa para perder peso.

En un estudio, varios participantes practicaron el ayuno intermitente durante tres a veinticuatro semanas durante 2014. Este estudio mostró que cada participante disminuyó su peso corporal en un promedio de tres a ocho por ciento.

Disminuye el Proceso de Envejecimiento

Cuando se ayuna aumenta el número de cetonas y células mitocondriales. Este aumento puede ayudar a que sus células funcionen y sanen mejor, disminuyendo el envejecimiento. Si bien se requieren más estudios, esto ha demostrado ser cierto en estudios tanto en animales como en humanos.

Incrementa la Hormona de Crecimiento

Si bien la mayoría de las personas no consideran sus hormonas a menos que tengan un trastorno endocrino, estas desempeñan un papel vital en todos los aspectos de nuestras vidas. Una de estas hormonas increíblemente importantes es la hormona de crecimiento humana, que se produce en la glándula pituitaria. Esta hormona es responsable de regular la salud de los tejidos del cerebro, la densidad ósea, la masa muscular, el crecimiento celular y la regeneración celular.

Esta hormona aumenta hasta cinco veces sus niveles estándar cuando estamos en ayunas, lo que puede aliviar la carga del envejecimiento, mejorar la salud de nuestras células, ayudar en la pérdida de peso, aumentar la curación, mejorar la salud cardiovascular y mucho más. Este es uno de los efectos más poderosos del ayuno intermitente, pero no puede ser apreciado en exceso.

Reduce la Inflamación

La inflamación es una parte importante del sistema inmunológico. Sin ella, nuestras células serían vulnerables a los ataques de invasores extranjeros y no podrían luchar contra la enfermedad. Aunque, los niveles elevados de inflamación crónica son tan peligrosos como la falta de inflamación. Esto se debe a que los niveles crónicos de inflamación han demostrado causar y empeorar muchas enfermedades.

Afortunadamente, la dieta cetogénica no solo equilibra los niveles de inflamación, sino que también lo hace el ayuno intermitente. Los estudios incluso han demostrado que mejora la artritis reumatoide, las enfermedades del corazón y el cáncer.

En un estudio, se encontró que las personas que practican el ayuno intermitente tienen una inflamación reducida en grado significativo, lo que podría ser útil no solo en personas con enfermedades crónicas, sino también en personas sanas que intentan mejorar su salud a medida que envejecen y previenen enfermedades.

Trata la Resistencia a la Insulina

Se sabe que la resistencia a la insulina causa aumento de peso, aumenta la presión arterial, aumenta los triglicéridos en la sangre y, a menudo, va de la mano o conduce a la diabetes. Afortunadamente, los estudios han revelado que tanto la dieta cetogénica como el ayuno intermitente son efectivos para tratar y reducir la resistencia a la insulina. El tratamiento de la resistencia a la insulina puede ayudar a disminuir los picos y choques de azúcar en la sangre y ayudará a su cuerpo a transportar la glucosa de manera más efectiva, disminuye el riesgo de desarrollar diabetes y mejora la diabetes.

Reduce la Pérdida de Masa Muscular

Cuando las personas hacen dieta restringiendo su ingesta calórica, a menudo pierden masa muscular magra. Afortunadamente, la pérdida de peso no significa perder su masa muscular importante. Un estudio realizado en 2011 reveló que tanto la restricción calórica como el ayuno intermitente conducen a cantidades similares de pérdida de grasa, el ayuno intermitente causó menos pérdida de masa muscular que las dietas de restricciones calóricas.

Aumenta la Función Cerebral

La investigación sobre el ayuno intermitente en el cerebro humano es limitada, pero los estudios en animales nos muestran que podría tener un efecto profundo en la salud del cerebro. El ayuno intermitente se ha relacionado con mejoras tanto en el Mal de Alzheimer como en la enfermedad de Parkinson, así como en otras enfermedades neurodegenerativas.

Un estudio sobre el ayuno intermitente y sus efectos en ratones afirmó que después de once meses, experimentaron no solo una mejora en la función cerebral, sino también una mejora en la estructura misma del cerebro. En otro estudio, se demostró que el ayuno intermitente puede mejorar el crecimiento de las células nerviosas, la función cognitiva y la salud neurológica en general.

Mejora la Salud del Corazón

La enfermedad cardíaca es una de las causas más comunes de muerte y afecta a personas de todo el mundo. De hecho, la enfermedad cardíaca es tan grave que causa el 31.5 por ciento de las muertes en todo el mundo. Afortunadamente, si bien este es un problema increíblemente frecuente, se ha demostrado que la dieta, el ejercicio y otros cambios en el estilo de vida reducen su riesgo y mejoran la salud de su corazón. Se ha demostrado que llevar un estilo de vida que incorpore el ayuno intermitente, mejora la salud de su corazón

Un estudio realizado sobre el ayuno en días alternos durante un período de ocho semanas, mostró excelentes resultados con relación a la salud del corazón. De hecho, el colesterol LDL se redujo en un veinticinco por ciento, y los triglicéridos en sangre se redujeron en un treinta y dos por ciento.

En un estudio adicional, se probó que más de cien adultos que fueron categorizados como "obesos" pudieron reducir significativamente su colesterol, presión arterial y triglicéridos en la sangre en solo tres semanas.

Reduce las Convulsiones

La conexión del ayuno y el control de las convulsiones se han demostrado en estudios durante más de cien años. De hecho, esta conexión es lo que llevó a los investigadores a desarrollar la dieta cetogénica. El emparejamiento de la dieta cetogénica y el ayuno intermitente es poderoso para las personas con epilepsia, ya que la dieta cetogénica causa naturalmente la producción de cetonas, y luego el ayuno intermitente aumenta la producción de cetonas. Una gran cantidad de cetonas protegen el cerebro, lo que reduce o previene la actividad convulsiva.

Aumenta los Niveles de Energía

El ayuno intermitente aumenta la producción de células mitocondriales, que luego producen combustible para su cuerpo y aumentan los niveles de energía. Esto es especialmente importante, ya que las células mitocondriales proporcionan el noventa por ciento de la energía que requiere nuestro cuerpo. Esto no solo aumenta sus niveles de energía física y mental durante el ayuno, sino también después.

Incrementa las Células Cerebrales

Se ha demostrado que el ayuno intermitente aumenta la neurogénesis en el cerebro. Los estudios científicos han demostrado que este proceso causa el crecimiento de células cerebrales vitales y tejido nervioso. Esto es útil, ya que aumenta el estado de ánimo, aumenta la memoria, mejora la capacidad de enfoque y aumenta el rendimiento del cerebro. Si usted es alguien que está luchando constantemente para concentrarse o que está luchando con la salud mental, esto lo ayudará especialmente. Esto sucede gracias al factor neurotrófico derivado del cerebro, o BDNF, que estimula el crecimiento celular en la corteza, el hipocampo, el cerebro anterior basal y el sistema nervioso.

Reduce el Riesgo de Cáncer y lo Trata

Si bien es necesario realizar más estudios, ya que aún se encuentran en la etapa de experimentación con animales, los efectos del ayuno intermitente sobre el cáncer son prometedores. Esto es lógico, ya que también se ha comprobado que la dieta cetogénica trata y previene el cáncer, y ambas tienen efectos similares para promover la salud. También se ha demostrado que el ayuno intermitente elimina los radicales libres, que se han relacionado con la formación de células cancerosas.

Los estudios realizados en ratas han demostrado que el ayuno cada dos días puede ayudar a detener la producción de tumores, prevenir el cáncer y aumentar el poder efectivo de la quimioterapia.

Como usted puede ver, hay muchos beneficios en la práctica del ayuno intermitente, pero ¿cómo lograrlo de una manera sana y fácil? No se preocupe, vamos paso a paso.

Fundamentos del Ayuno Intermitente

Entender cómo el ayuno intermitente puede tener tantos beneficios para la salud y cómo utilizarlo requiere una comprensión de los aspectos fundamentales.

La primera parte que se debe comprender, es la diferencia entre el estado de alimentación y el estado en ayunas. El estado de alimentación comienza después de comer una comida y durará un promedio de cinco horas hasta que su cuerpo haya digerido completamente la comida. Durante este estado, su cuerpo quemará las calorías que acaba de comer y es poco probable que queme el tejido adiposo almacenado.

De tres a cinco horas después de haber comido, entrará en un estado postabsorbente. Durante esta fase, sus niveles de insulina serán más bajos y podrá quemar más fácilmente el tejido adiposo.

El estado de ayuno comienza doce horas después de comer, lo que la mayoría de las personas no logra con la dieta occidental estándar. Esto aumenta la pérdida de grasa sin mucho esfuerzo, incluso si consume la misma cantidad de calorías en un día como lo haría de otra manera.

A algunas personas les preocupa que el ayuno, supuestamente, sea lo mismo que la inanición, pero esto no es cierto. El ayuno a corto plazo es completamente seguro cuando se come una dieta sana y equilibrada, como la dieta cetogénica. Piense en esto: no hay nada de malo en estar sin comer entre la cena y el desayuno y ocurre lo mismo con el ayuno intermitente. Mientras tenga cuidado de ingerir suficientes calorías y nutrientes, se ha demostrado que el ayuno intermitente es saludable.

Hay diferentes tipos de ayunos, y puede usar el que mejor se adapte a su estilo de vida y preferencia. Sin embargo, es importante recordar que, si usted está luchando contra el hambre, no se fuerce. Si usted se obliga a ayunar, es probable que coma en exceso más adelante. En cambio, el ayuno debe ser un proceso natural y fácil. Coma cuando tenga hambre y ayune cuando no tenga hambre, es así de simple.

Sáltese una Comida

El método más simple y fácil de hacer un ayuno intermitente es saltarse una comida. Para lograr este tipo de ayuno, simplemente omita una comida cuando no tenga hambre. Con este método, no debe sentirse hambriento o cansado, y no tiene que preocuparse por ajustarlo a un horario.

Este método es especialmente beneficioso para los principiantes, que aún no están listos o no tienen la confianza suficiente para intentar un ayuno más largo o un ayuno programado. Si trabaja lentamente saltándose las comidas, más adelante encontrará los ayunos programados más fáciles.

Ayuno de 12 horas

El ayuno de doce horas, a menudo conocido como el ayuno doce/doce, es uno de los métodos más fáciles de ayuno programado. La ventana de ayuno no es tan larga como la de muchos, y es fácil de encajar en un horario. Para este método, simplemente tenga doce horas en las que come las comidas del día y doce horas en las que ayuna. Esto es especialmente bueno porque una gran parte de la ventana de ayuno se puede lograr mientras duerme. Por ejemplo, si usted no come nada después de las ocho de la noche, después puede desayunar a las ocho de la mañana.

Ayuno de Dieciséis/Ocho horas

También conocido como la dieta Leangains, el ayuno de dieciséis u ocho requiere dieciséis horas de ayuno junto con una ventana de ocho horas en la que usted puede comer sus comidas. Si usted es alguien que no obtiene suficientes beneficios con la ventana de ayuno de doce horas, entonces puede intentar el ayuno de dieciséis/ocho horas.

No sienta que este ayuno tiene que ser exactamente de dieciséis y ocho horas. Algunas personas tienen dificultades para ayunar durante períodos más prolongados y pueden elegir un período de ayuno más corto. Por ejemplo, muchas mujeres elegirán un período de ayuno de catorce horas en lugar de un período de dieciséis horas.

Las personas suelen realizar este método de ayuno simplemente teniendo cuidado de no cenar demasiado tarde por la noche y luego saltarse el desayuno por la mañana.

Con el ayuno dieciséis/ocho es fácil de desarrollar un hábito que se siente natural. Las personas a menudo desarrollan un hábito en el que comen en este horario sin sentir hambre, haciendo que el ayuno sea fácil y simple. Si usted tiene problemas con un ayuno más largo, simplemente intente aumentar lentamente en treinta minutos un ayuno más corto hasta que se vuelva natural.

Ayuno de Veinticuatro Horas

Un método popular de ayuno especialmente para los hombres, es un ayuno de veinticuatro horas por semana o dos veces a la semana, también conocido como ayuno de comer y dejar de comer. No comer por un día entero puede parecer difícil, pero las personas generalmente no comienzan este tipo de ayuno hasta el mediodía en lugar de la mañana, lo que significa que puede comer un desayuno abundante antes de comenzar.

Si bien no puede consumir calorías durante el período de ayuno, usted puede disfrutar de bebidas sin calorías como el té, el café y las bebidas keto aprobadas. Es importante asegurarse de que, en los días de no ayuno, usted consuma toda la recomendación de calorías junto con un montón de ingredientes ricos en nutrientes para que no tenga ningún tipo de deficiencias.

Si usted tiene miedo de que un ayuno de veinticuatro horas sea más difícil, recuerde que los ayunos son más fáciles una vez que está en cetosis sostenida. También puede comenzar con un ayuno más corto y avanzar hasta llegar a un ayuno de veinticuatro horas si lo desea.

Si bien se ha demostrado que un ayuno de veinticuatro horas es seguro cuando consume suficientes calorías y nutrientes en los días sin ayuno, generalmente es mejor para los hombres que para las mujeres. Esto se debe a que, para algunas mujeres, un ayuno más largo puede interrumpir su ciclo menstrual.

Ayuno de dos veces por semana

A diferencia del ayuno de veinticuatro horas, el ayuno dos veces por semana que también es de veinticuatro horas, le permite consumir algo de comida durante el período de ayuno. Se recomienda que los hombres consuman seiscientas calorías y que las mujeres consuman quinientas calorías durante el período de ayuno. Sin embargo, al igual que con el ayuno de veinticuatro horas, usted puede esperar y comenzar el período de ayuno durante el mediodía para que pueda disfrutar del desayuno antes de comenzar.

Es mejor separar este ayuno en dos porciones de la semana y no hacerlo dos días seguidos. Por ejemplo, en lugar de practicar este ayuno el lunes y el martes, puede seguirlo el lunes y el jueves.

Los estudios han demostrado que este tipo de ayuno es tan efectivo para la pérdida de peso como la restricción calórica, sin embargo, no se requiere que restrinja su ingesta calórica en los días sin ayuno. También se ha demostrado que el ayuno dos veces por semana es especialmente poderoso para mejorar la sensibilidad a la insulina y reducir los niveles generales de insulina.

Como usted puede ver, hay muchos tipos de ayunos que puede incluir en la dieta cetogénica. Si bien el ayuno no es una parte necesaria de la dieta, hay muchos beneficios para la salud al incluirlo una vez que usted haya estado en la dieta cetogénica durante al menos un mes y esté completamente adaptado.

Capítulo 7: Vegano, Vegetariano o Dieta Keto sin Lácteos

Muchas personas que eligen vivir un estilo de vida vegano o vegetariano, o las personas con alergias a los lácteos, pueden preocuparse de que la dieta cetogénica no funcione para ellos. Después de todo, muchas de las recetas que encontrará en línea incluirán grandes cantidades de productos lácteos y carnes. Algunas personas incluso recomiendan no usar productos de soya bajos en carbohidratos en la dieta cetogénica.

Afortunadamente, es totalmente posible ser keto y evitar estos subproductos animales. Ya sea que usted elija evitar estos ingredientes por razones de salud, clima o ética, puede seguir una dieta cetogénica exitosa.

Desmintiendo el Mito de la Soya

Durante los años 90, comúnmente se creía que los productos de soya, como el tofu, podían causar cáncer. Esto se creía debido a estudios científicos que incluían factores que alteraban los resultados por ser completamente precisos y, por lo tanto, engañaban a millones. Afortunadamente, como se han realizado más estudios, se ha demostrado que la soya no causa cáncer, sino que también puede disminuir dramáticamente su riesgo de desarrollar esta enfermedad devastadora. De hecho, un estudio reveló que los veganos que consumen una gran cantidad de productos de soya tienen un quince por ciento menos de probabilidades de desarrollar o morir de cáncer.

Las personas también son más propensas a comer contenidos más altos de frutas y verduras en una dieta cetogénica vegana o vegetariana, ya que no usarán ninguno de los carbohidratos que consumen diariamente en los productos lácteos. Esta es una buena noticia porque la Organización Mundial de la Salud (O.M.S) ha descubierto que un tercio del cáncer puede prevenirse mediante la utilización de circunstancias bajo nuestro control. Una de estas circunstancias es la cantidad de productos frescos que consumimos. Se ha demostrado que las personas que consumen siete porciones de frutas y verduras diariamente, tienen hasta un quince por ciento menos de posibilidades de desarrollar o morir de cáncer.

Se ha realizado otro estudio sobre el consumo de soya de los estadounidenses de origen asiático y su probabilidad de desarrollar cáncer de mama. Este estudio, que se llevó a cabo en Los Ángeles en más de mil japoneses, chinos y filipinos estadounidenses, descubrió que los productos de soya no aumentan el riesgo de cáncer, sino que disminuyen drásticamente el riesgo de desarrollar cáncer. En este estudio, las mujeres que consumieron soya al menos una vez por semana, tanto durante la adolescencia como en la edad adulta, fueron las menos propensas a desarrollar cáncer. Sin embargo, las mujeres que solo consumían productos de soya regularmente durante la adolescencia, y no en la edad adulta, tenían aún menos probabilidades de desarrollar cáncer de mama que las personas que nunca consumían soya regularmente.

La Importancia de los Fitonutrientes

Como se mencionó anteriormente, uno de los beneficios de una dieta cetogénica sin productos derivados de animales, es que naturalmente contendrá más alimentos vegetales. Esto es importante, ya que los vegetales, las frutas y otros alimentos vegetales contienen fitonutrientes, que son un potente bioactivo no nutritivo que no puede obtenerse de ingredientes que no sean vegetales. De hecho, se han descubierto más de cinco mil tipos de fitonutrientes, pero los científicos estiman que hay por lo menos tres mil más que aún tenemos que descubrir.

Si bien aún necesitamos aprender más acerca de estos químicos naturales vitales, se ha estudiado y documentado bien y juega un papel importante en la prevención y el tratamiento de una variedad de enfermedades que afectan a la sociedad moderna, así como en la reducción de la producción de radicales libres.

Los estudios epidemiológicos han demostrado que es importante consumir una gran variedad de alimentos vegetales, ya que los diversos fitonutrientes que se pueden encontrar en ellos pueden reducir el riesgo de enfermedades comunes, como el Alzheimer, el cáncer, la diabetes, las enfermedades cardiovasculares, las enfermedades neurodegenerativas y las cataratas y otras enfermedades relacionadas con la edad. Esto es especialmente importante porque el cáncer, el accidente cerebrovascular y la enfermedad cardíaca son las tres causas principales de muerte en el mundo occidental. El hecho de que el mundo occidental también haya reducido en gran medida las porciones de frutas y verduras que se consumen diariamente puede jugar un papel en esto. Si bien se recomienda consumir de cinco a nueve porciones de frutas y verduras al día, muchas personas solo consumen una fracción de esto.

Parte de la razón por la que estos fitonutrientes pueden proporcionar una gama tan amplia de beneficios para la salud es que están llenos de antioxidantes. El mundo en el que vivimos asalta constantemente nuestras células con agentes oxidantes, muchos de los cuales progresan con el envejecimiento y las enfermedades. No podemos evitarlos, ya que se encuentran en el aire, el agua, los alimentos e incluso se producen dentro de nuestros propios cuerpos durante la digestión y los procesos metabólicos. Por lo tanto, para prevenir una amplia gama de daños causados por oxidantes, es imperativo que también promovamos los antioxidantes.

Viendo cuán poderosos son los fitonutrientes, los científicos han intentado aprender todas las formas en que pueden prevenir y tratar las enfermedades. Incluso han investigado para intentar encontrar una versión pura de fitonutrientes que puedan consumirse en forma de pastilla, como las vitaminas. Lamentablemente, si bien esto ayudaría a muchas personas, en este momento, con nuestra comprensión científica actual, sería imposible replicar los beneficios de una forma purificada.

La razón de esto es que cuando los fitonutrientes se consumen en forma pura, pierden sus propiedades bioactivas y ya no brindan los mismos beneficios que cuando los consumimos en una dieta completa. Un buen ejemplo de esto es el β-caroteno. Este fitonutriente se encuentra comúnmente en los productos verdes y amarillos y contiene increíbles propiedades preventivas y para combatir el cáncer. Sin embargo, cuando el β-caroteno ha sido aislado y administrado como un suplemento, los participantes en los estudios no han experimentado ningún cambio. De manera similar, mientras que el β-caroteno tiene tremendos efectos anticancerígenos cuando se ingiere en una dieta de alimentos integrales, cuando se administró como un suplemento en un estudio sobre la mortalidad por cáncer de pulmón, los participantes no solo no experimentaron mejoría, sino que también les causó una reacción adversa.

Si bien antes se creía que los beneficios de las frutas y los vegetales se encontraban en su contenido vitamínico, ahora se sabe que los beneficios realmente poderosos no son las vitaminas, sino los fitonutrientes. Las vitaminas son geniales y las necesitamos para una buena salud. Sin embargo, son los fitonutrientes son los que verdaderamente nos benefician más.

Un buen ejemplo es el contenido de vitaminas y fitonutrientes de las manzanas. La actividad antioxidante total derivada de los fitonutrientes en un gramo de manzana con la piel incluida es equivalente a 83.3 micromoles de vitamina C. Esto significa que las propiedades antioxidantes de cien gramos de manzanas son equivalentes a 1500 miligramos de vitamina C. Esto es mucho más alto que la actividad antioxidante de la vitamina C en un gramo de manzana, que es de 0.057 miligramos. ¿Qué indica esto? La vitamina C solo contribuye al 0.4 por ciento de la actividad antioxidante que se encuentra en las manzanas. Por lo tanto, la mayoría de las propiedades antioxidantes no provienen de la vitamina C, sino de los fitonutrientes.

Pero, ¿por qué los fitonutrientes son potentes cuando se consumen naturalmente en nuestra dieta y no cuando se toman en una píldora? La razón de esto es que los fitonutrientes tienen fuertes efectos sinérgicos, donde los muchos fitonutrientes que se encuentran en una determinada fruta o verdura trabajan juntos para generar los beneficios que pueden producir. En pocas palabras, son incapaces de producir estos beneficios por sí mismos; solo los producen cuando se comen en conjunto.

Hay un promedio de ocho mil fitonutrientes que se encuentran en las frutas y verduras, y todos ellos vienen en diferentes tamaños, solubilidad y polaridad. Todas estas diferencias pueden afectar su biodisponibilidad y a qué órganos, tejidos, células, macromoléculas y orgánulos subcelulares benefician.

En lugar de gastar dinero en una serie de diversos suplementos nutricionales y vitaminas, que es poco probable que hagan alguna diferencia en su salud, es mucho más eficaz y proactivo consumir una dieta rica en una variedad de frutas y verduras. Por lo tanto, las dietas cetogénicas veganas, vegetarianas o sin lácteos son opciones maravillosas, ya que las personas naturalmente consumirán más de estas importantes frutas, verduras y fitonutrientes.

Fuentes de Proteínas Veganas:

La obtención de proteínas es más simple cuando usted no consume lácteos o es vegetariano, ya que si no consume lácteos puede comer carne y huevos y si es vegano todavía puede comer huevos. Sin embargo, todavía hay algunas opciones maravillosas de proteínas para veganos y vegetarianos en la dieta cetogénica, aunque algunas de ellas deben consumirse con moderación para que pueda tener en cuenta su consumo neto de carbohidratos.

Tofu

Si bien el tofu está hecho de frijoles, es una fuente maravillosa de proteínas con muchos beneficios para la salud, que también es baja en carbohidratos. Si usted es vegano, vegetariano o ninguno de los dos, el tofu puede ser un complemento saludable para tu dieta. Un aspecto bueno del tofu es que puede condimentarlo fácilmente de muchas maneras. Puede marinar y asar tofu firme, o puede hacer una mousse deliciosa y cremosa de tofu de seda.

Este ingrediente tradicional asiático también se conoce como cuajada de frijoles y se fabrica de manera similar al queso. Después de que se elabora la leche de soya, se cuaja, se presiona y se enfría. El líquido, también conocido como suero, se desecha. Puede encontrarlo en muchas variedades para una amplia gama de platos, incluyendo sedoso, regular, firme, extra firme, sazonado, ahumado y fermentado.

Se han realizado estudios sobre el tofu, que muestran que puede mejorar la salud cardiovascular, reducir el colesterol, reducir el riesgo de desarrollar cáncer, tratar la anemia, aumentar la salud cerebral, prevenir la osteoporosis, tratar la enfermedad renal, reducir los síntomas de la menopausia, prevenir la anemia y aumentar la pérdida de peso. El tofu también es una maravillosa fuente de proteínas, ya que contiene todos los nueve aminoácidos esenciales, lo que lo convierte en un sustituto de la carne especialmente potente.

Y, para que usted no piense que se estará privando de las vitaminas y los minerales cuando coma tofu, en realidad es bastante alto en muchos de ellos. Algunas de las vitaminas y minerales por los que es más conocido son la vitamina B1, el hierro, el calcio, el selenio, el fósforo, el zinc, el cobre, el manganeso y el magnesio.

Tempeh

Si bien la mayoría de los productos de soya se originaron en China y sus regiones, el tempeh es una excepción que en realidad se inventó en Indonesia. Este producto de soya puede ser más difícil de encontrar que el tofu, pero vale la pena buscarlo en los mercados asiáticos locales cercanos. El tempeh se hace a través de una fermentación cultivada que compacta los granos de la soja en un ladrillo pesado. Debido a que tiene la soya entera, a diferencia del tofu, el tempeh también es alto en fibra, proteínas, vitaminas y minerales. De hecho, una sola porción de tempeh (30 onzas) contiene solo tres carbohidratos netos pero dieciséis gramos de proteína, y como el tofu, esta proteína contiene todos los aminoácidos importantes.

Algunas personas pueden sentirse nerviosas por probar el tempeh, ya que está fermentado, pero tiene un agradable sabor ligeramente dulce y terroso que sabe a nuez. También tiene una textura firme y masticable, que muchas personas disfrutan de la textura de tofu. Si bien usted puede disfrutar del tempeh simple y sin cocinar, es delicioso cuando está marinado, frito, horneado o asado, especialmente porque puede absorber los sabores de lo que sea que esté marinado.

Los nutrientes del tempeh son aún más sorprendentes que el tofu. Contiene grandes cantidades de calcio, riboflavina, niacina, hierro, manganeso, magnesio y fósforo. Sin embargo, lo que es realmente maravilloso es que el proceso de fermentación tiene sus propios beneficios para la salud de los cuales muchas personas no consumen lo suficiente. Los probióticos que se obtienen de esto, pueden aumentar las bacterias intestinales saludables, aumentar la pérdida de peso, prevenir la diarrea, reducir la hinchazón, mejorar los síntomas del síndrome del intestino irritable y aumentar la regularidad. El proceso de fermentación también descompondrá el ácido fítico que se encuentra naturalmente en la soya, lo que los hace más fáciles de digerir para una amplia gama de personas.

Pasts de Miso

Al igual que el tempeh, la pasta de miso es un producto de soya fermentada con muchos beneficios para la salud que se originan tanto en la soya como en el proyecto de fermentación. Esta pasta es a menudo un condimento que se agrega al sabor de muchos platos, incluida la sopa de miso tradicional. Cuando use pasta de miso es mejor agregarlo después de que el plato haya terminado de cocinarse, para que no se cocine ninguno de los probióticos beneficiosos que se encuentran naturalmente en él. Por esta razón, la mayoría de las sopas de miso tradicionales no agregarán el miso hasta el final.

Mientras que el miso es tradicionalmente hecho con soya, se puede encontrar hecho con otros frijoles o guisantes, que son una opción maravillosa para las personas con alergias a la soya.

Una sola porción de pasta de miso de soya roja (una cucharada, dieciséis gramos) contiene cuatro carbohidratos netos y dos gramos de proteína. También contiene altos niveles de vitamina K, cobre, zinc y manganeso. Esto puede no ser una proporción ideal de proteínas a carbohidratos netos en la dieta cetogénica, pero tiene muchos beneficios para la salud y, en ocasiones, no debería ser un problema.

Edamame

Edamame, también conocida como soya inmadura, es rica en proteínas y micronutrientes importantes. A diferencia de la soya madura, los edamame todavía están en su vaina, lo que aumenta la fibra y, por lo tanto, disminuye la cantidad de carbohidratos netos que contienen. Mientras que la soya madura contiene treinta y nueve carbohidratos netos por taza, el edamame solo contiene siete. Esta porción también incluye diecisiete gramos de proteína, junto con altos niveles de potasio y magnesio. El edamame también tiene cantidades decentes de vitamina C, vitamina B6, vitamina K, calcio, hierro y zinc.

Brotes de Frijol Mungo

Los brotes de frijol mungo han sido un plato muy querido, saludable, bajo en carbohidratos y nutrientes en el este de Asia durante siglos. Se comen crudos en ensaladas y sándwiches o se cocinan en el componente principal en muchas papas fritas. Si bien se consumen tanto crudos como cocidos, y contienen más nutrientes cuando están crudos, es importante tener en cuenta que a veces pueden desarrollar bacterias que necesitan ser cocinadas. Si bien por lo general no es peligroso, por esta razón, a menudo no es recomendado tomarlos para niños, ancianos, mujeres embarazadas o las personas con enfermedades crónicas a menos que hayan sido cocinados previamente.

Una sola porción (de ciento cuatro gramos) de brotes de frijol mungo, que son frescos, crujientes y de relleno, contiene tres gramos de proteína, cuatro carbohidratos netos y treinta y una calorías. También tienen un alto contenido de vitamina K, vitamina C, ácido fólico y hierro.

Brotes de Brócoli

Los brotes de brócoli son cada vez más comunes y se pueden encontrar en muchas tiendas de comestibles, pero también se pueden cultivar fácilmente por una fracción del precio. Una porción única de cuatro onzas de brotes de brócoli contiene solo un carbohidrato neto, dos gramos de proteína y treinta y cinco calorías. También son ricos en vitamina C y vitamina A. Los brotes de brócoli también contienen pequeñas cantidades de hierro y calcio.

Un aspecto sorprendente de los brotes de brócoli es que, al igual que otros vegetales crucíferos, contienen glucorafanina. A pesar de que la cantidad que contienen es de diez a cien veces más que el brócoli adulto, la cantidad exacta varía dependiendo de qué tan fresca sea y de si están crudas o no. Esto es importante porque la glucorafanina es un precursor del isotiocianato, que activa las enzimas que combaten la enfermedad. Se ha demostrado que los brotes de brócoli reducen el riesgo de cáncer y lo combaten, apoyan la desintoxicación, mejoran la función respiratoria, previenen enfermedades cardiovasculares, ayudan en el manejo de la esclerosis múltiple, protegen el cerebro de las enfermedades neurodegenerativas y protegen contra el H. pylori.

Polvo de Proteína Aislada Vegano

Hay varias formas de proteína vegana en polvo, pero una recomendada es la proteína de vainilla de soya de Hammer Nutrition, ya que está separada de los otros componentes de la soya. Esto aumenta el nivel de proteína mientras disminuye la cantidad de carbohidratos que contiene. A pesar de esto, todavía tiene un alto contenido de vitaminas, minerales y fitonutrientes importantes que todos conocemos y amamos en la soya. Esta proteína en polvo es rica en nutrientes, es fácilmente absorbida por el cuerpo y no contiene azúcar, colorantes artificiales, conservantes ni OGM.

Una cucharada de polvo de proteína de soya de vainilla contiene ciento diez calorías, veintitrés gramos de proteína, un gramo de grasa y solo dos carbohidratos netos.

Como puede ver, la dieta cetogénica vegana, vegetariana o sin lácteos puede verse un poco diferente, pero contiene muchos beneficios poderosos para su salud y es sostenible.

Capítulo 8: ¿Qué comidas puede Disfrutar y cuáles evitar?

Hay muchos alimentos que usted puede disfrutar en la dieta cetogénica, y no es difícil recordar cuáles evitar. En este capítulo, detallaremos algunos de los alimentos que son especialmente útiles en la dieta cetogénica y los que son especialmente dañinos para el proceso de cetosis. Si bien es posible que no podamos entrar en detalles sobre todos los alimentos que puede comer en la dieta cetogénica, no se preocupe. En el siguiente capítulo, se le proporcionará una extensa lista de compras.

Comidas que puede comer:

Aguacates

Si bien la mayoría de la gente piensa que los aguacates son vegetales, en realidad son una fruta. Ya sea que los coma como un ingrediente completo o como aceite de aguacate, contienen muchos beneficios. Una taza de aguacate solo contiene dos carbohidratos netos, lo que la convierte en una excelente opción cuando usted necesita encontrar algo denso en nutrientes, pero ya se está acercando a su asignación diaria de carbohidratos netos. También contienen veintiún gramos de grasa, tres gramos de proteínas y setecientos y ocho gramos de potasio. Tenga en cuenta, sin embargo, que los aguacates son altos en calorías, y esta porción contiene doscientas treinta y cuatro calorías.

Los aguacates son ricos en muchas vitaminas y minerales importantes, como la vitamina C, la vitamina B5 y la vitamina B6, la vitamina E, la vitamina K, la riboflavina, la tiamina, la niacina, el hierro, el magnesio, el manganeso, el cobre, el zinc y el fósforo.

Aceitunas

Las aceitunas, como los aguacates, son otra fruta que a menudo no se reconoce como tal. También contienen algunas de las mismas grasas saludables que los aguacates, lo que los convierte en una fuente maravillosa de la dieta cetogénica, ya sea que los consuma enteros o en forma de aceite de oliva virgen extra. Pueden ser un maravilloso refuerzo de sabor para muchos platos, ya sea que los coloques sobre una ensalada o haga un tapenade.

Esta fruta de hueso salado es rica en antioxidantes, vitamina E, sodio, calcio, hierro y cobre. Muchos estudios han analizado los efectos en la salud de las aceitunas, y son especialmente útiles cuando se trata del tratamiento de la salud cardíaca y ósea, además de reducir el riesgo de desarrollar cáncer.

Hongos

Los hongos han sido conocidos por ser un poderoso alimento saludable. De hecho, se han utilizado con fines medicinales en Asia durante siglos. Este hongo abundante protege el sistema inmunológico, previene el daño celular, reduce el colesterol y reduce el riesgo de desarrollar cáncer. También son ricos en muchas vitaminas y minerales, incluidas las vitaminas B, la vitamina D, el potasio, el selenio y el cobre.

Sardinas

Las sardinas envasadas en aceite de oliva son una opción increíblemente saludable y nutritiva. No solo están llenas de ácidos grasos omega-3 vitales, sino que también son una buena fuente de proteínas. Algunos peces pueden ser más altos en mercurio, lo que puede ser peligroso, pero debido al pequeño tamaño de las sardinas, son uno de los peces más bajos de este mineral. Además de ser una fuente maravillosa de omega-3, las sardinas también tienen un alto contenido de vitamina B-12, vitamina D, niacina, potasio, hierro, magnesio, fósforo y zinc.

Salmón

El salmón, junto con las sardinas, es una de las mejores fuentes de pescado graso. De hecho, es comúnmente conocido como uno de los alimentos más nutritivos. Este sabroso pescado tiene un alto contenido de ácidos grasos omega-3 y una maravillosa fuente de proteínas. También es alto en una variedad de vitaminas B, potasio, selenio y antioxidantes.

Se ha descubierto que el salmón ayuda a mejorar la salud cardiovascular, protege el sistema inmunológico, aumenta la función cognitiva, reduce la inflamación, fortalece los huesos, ayuda a perder peso, protege la salud del cerebro y ayuda al desarrollo del cerebro fetal durante el embarazo.

Hígado

A muchas personas les preocupa que el hígado esté lleno de oxidantes dañinos y otros compuestos porque el hígado es lo que ayuda a eliminarlos del cuerpo. Sin embargo, el hígado no es un tamiz. No atrapa estos compuestos y luego los retiene; los expulsa a todos. Por lo tanto, el hígado no contiene compuestos más dañinos que cualquier otra carne. De hecho, el hígado es uno de los alimentos más nutritivos.

Puede parecer extraño agregarlo a su dieta; después de todo, la carne de órganos ha desaparecido en gran medida de la dieta occidental, ya que las personas dependen menos del uso de cada porción de carne disponible. Sin embargo, esto es una pena, porque, al abandonar el hígado, hemos abandonado muchas de las cualidades que promueven la salud que contiene. Si le preocupa comer hígado, intente comenzar en pequeñas cantidades y combínelo con otras carnes. Es poco probable que note mucha diferencia.

Una porción de tres onzas y media de hígado de res o pollo contiene más de nuestro requerimiento diario de B12. También es alto en vitamina A, vitamina C, ácido fólico, riboflavina, hierro, cobre y colina.

Espárragos

El espárrago es una maravillosa opción baja en carbohidratos que se puede comer de varias maneras, ya sea que lo desee asado, puré o en una sopa. Si usted está buscando una excusa para comer tocino, no busque más y combínelo con esta sabrosa verdura. Una taza de espárragos contiene solo veintisiete calorías, dos carbohidratos netos y tres gramos de proteína.

El espárrago es rico en potasio, vitamina A, vitamina C, vitamina E y vitamina K, así como en calcio, hierro, cobre y ácido fólico. También se ha demostrado que los espárragos mejoran la sensibilidad a la insulina, reducen los niveles altos de azúcar en la sangre, protegen contra el cáncer, aumentan el funcionamiento cognitivo y aumentan la salud de la orina.

Cabello de Ángel

Esta calabaza obtiene su nombre de su extraño parecido con los espaguetis. Si bien puede que no tenga el mismo sabor, es delicioso y complementará una amplia variedad de salsas de la misma manera que los espaguetis. Una porción de una taza de esta calabaza contiene treinta y un calorías y cinco y medio carbohidratos netos, lo que la convierte en una excelente adición a la dieta cetogénica, especialmente para las personas que no quieren renunciar a sus fideos. Esta calabaza es una maravillosa fuente de vitamina C, vitaminas B, potasio y manganeso, así como también una pequeña cantidad de vitamina A. El Cabello de Ángel aumenta la salud de la piel y los ojos, combate el estrés oxidativo y los radicales libres, aumenta la cicatrización de heridas, disminuye la inflamación, mejora la salud cardiovascular, previene la osteoporosis y aumenta la salud de un bebé durante el embarazo.

Berza o Col Gallega

Usted probablemente escuchó toda su infancia acerca de los beneficios de la espinaca para la salud. Si bien es cierto en cierto sentido, también es una mentira. Esto se debe a que la espinaca tiene un alto contenido de oxalatos, que es un compuesto que evita que su cuerpo absorba todos los nutrientes que contiene. Afortunadamente, otros vegetales verdes saludables son más bajos en oxalatos, y los verdes que son los más bajos son las berzas. Esta deliciosa comida sureña es maravillosa, ya sea cruda o cocinada con tocino hasta que esté tierna. Es especialmente buena para usarla al hacer envolturas en lugar de una tortilla.

Esta col verde es increíble, ya que es rica en fibra, vitamina A, vitamina E, vitamina C, vitamina K, ácido fólico, calcio y hierro, todo lo cual es fácilmente digerible en esta forma.

Mantequilla Ecológica (de leche de vaca alimentada con pasto)

Las grasas constituyen una gran parte de la dieta cetogénica, y debido a esto, usted debe elegir las mejores grasas posibles cuando pueda. Si bien es posible que no todos puedan pagar la mantequilla ecológica o proveniente de leche de vacas alimentadas con pasto, como Kerrygold, esta es la mejor opción para la mantequilla. Esto se debe a que al ser de leche de vaca alimentadas con pasto no solo sabe mucho mejor, sino que es cinco veces más rica en nutrientes que la mantequilla típica.

Esta mantequilla es rica en antioxidantes, vitamina A, vitamina E, vitamina D, yodo, selenio y lecitina. La mantequilla ecológica también tiene un alto contenido de vitamina K2, que no se puede obtener en las grasas de origen vegetal. Se ha encontrado que este tipo de mantequilla incluso sirve para mejorar la salud cardiovascular, reducir la inflamación crónica, aumentar la pérdida de peso y mejorar la salud ocular. La mantequilla puede ser grasa saturada, pero la mantequilla de vacas alimentadas con pasto está llena de muchos beneficios comprobados para la salud y vale la pena agregarla a su dieta.

Aceite de Coco

Si bien el aceite de coco puede tener algunos adversarios debido a que es una grasa saturada, sus críticas pasan por alto cientos y cientos de estudios sobre los beneficios para la salud del aceite de coco. Se ha demostrado que el aceite de coco mejora el colesterol, reduce el riesgo de enfermedades cardiovasculares, trata el Mal de Alzheimer, ayuda en la pérdida de peso, reduce la frecuencia de las convulsiones, elimina microorganismos dañinos, reduce los antojos de hambre, aumenta la salud de la piel y el cabello, aumenta la función cognitiva y específicamente el coco actúa sobre la grasa abdominal, que es el tipo de grasa corporal más peligroso. El aceite de coco también tiene un alto contenido de triglicéridos de cadena media, que pueden utilizarse como combustible mucho más rápido que la mayoría de los aceites, ayudando en los niveles de energía. También se sabe que los triglicéridos de cadena media aumentan la producción de cetonas.

Algunas otras grandes fuentes de grasa de coco son la leche de coco, la manteca de coco y la crema de coco.

Aceite de Semilla de Sésamo

El aceite de semilla de sésamo tiene muchos nutrientes sorprendentes y propiedades curativas, pero no solo tiene que usarlo como un aceite; también puede obtener semillas enteras de sésamo y tahini, aunque el aceite de semilla es el más potente.

Algunos de los muchos beneficios científicamente comprobados del aceite de semilla de sésamo incluyen la disminución de anemia en la sangre, artritis reumatoide mejorada, fortalecimiento de los huesos, mejora de la salud oral y de la piel, y disminución del estrés y la depresión. También es alto en vitamina E y vitamina K.

Fideos Konjac

La fibra de Konjac, también conocida como glucomanano, se usa comúnmente para hacer fideos e incluso un producto similar al arroz. Si bien el konjac se ha utilizado durante siglos en el este de Asia como una alternativa saludable con bajo contenido de carbohidratos, solo recientemente ha conquistado occidente. Afortunadamente, ahora se puede encontrar en la mayoría de los supermercados y es fácil de encontrar. A lo largo de la historia, incluso se ha utilizado en la medicina china para tratar el asma, la tos, las quemaduras, los trastornos de la piel, el dolor de los senos y las hernias. Los estudios ahora han demostrado que la fibra de konjac también puede mejorar el metabolismo de los carbohidratos, reducir significativamente el colesterol y mejorar la salud del colon.

La fibra pura de konjac, o glucomanano, también se puede comprar en línea para usar en la cocina en casa. Usándolo de esta manera usted puede hacer natillas, salsas y en general usarlo como espesante. Incluso usted puede probar hacer bebidas de gelatina coreana aptas para el keto.

Almendras

Usted debe tener cuidado de no comer demasiadas nueces, aunque la mayoría de las nueces están aprobadas. Esto se debe a que la cantidad de carbohidratos en ellas se acumula y son extremadamente altas en calorías. No es raro que las personas lleguen a un estancamiento en su pérdida de peso y descubran que la razón es porque han estado comiendo demasiadas nueces o demasiados productos lácteos. Aunque, con moderación, las nueces son una adición maravillosa y saludable. Son ricas en fibra, grasa y proteínas, así como en muchos micronutrientes, como la vitamina E, la niacina, la riboflavina, el calcio y los antioxidantes.

Semillas de Chía

Estas semillas son altamente nutritivas y se pueden agregar a varios platos, pero uno de los usos favoritos de la gente, es hacer budines con bajo contenido de carbohidratos. Esta es una utilización especialmente útil de la semilla, ya que cuando absorben agua y forman un gel espeso, pueden ayudar a desintoxicar su tracto digestivo.

Esta pequeña semilla es rica en proteínas, fibra y grasa, junto con la vitamina B12, tiamina, niacina, calcio, zinc, magnesio, manganeso, fósforo y potasio.

Moras

Si bien la mayoría de las frutas se evitan en la dieta cetogénica, debido a que el azúcar en ellas produce altos niveles de carbohidratos, las bayas son una de las pocas frutas que puede disfrutar con moderación. Una media taza de moras contiene seis carbohidratos netos, lo que la convierte en el aperitivo dulce perfecto cuando se le antoja fruta refrescante. Las moras también son altas en fibra, vitamina C, vitamina K, manganeso y antioxidantes. También contienen propiedades antiinflamatorias y antibacterianas.

Alimentos que no debe consumir:

Papas

Sí, las papas son vegetales, pero son extremadamente altas en carbohidratos. De hecho, una papa blanca mediana contiene más de treinta carbohidratos netos, y una papa dulce mediana contiene aproximadamente veinticinco carbohidratos netos.

Granos y frijoles

Si bien algunos productos de soya están aprobados para la dieta cetogénica, como el tofu y el edamame, de lo contrario se deben evitar los frijoles y los granos. Todos ellos tienen una cantidad neta alta de carbohidratos, a pesar de su alto contenido de fibra.

La Mayoría de las Frutas

Las bayas están permitidas con moderación y el melón con moderación en ocasiones, pero, aparte de eso, deberá evitar las frutas, especialmente las frutas secas.

Anacardos, Pistachos y Castañas

Mientras que la mayoría de las nueces son lo suficientemente bajas en carbohidratos para ser permitidas en la dieta cetogénica, los anacardos, pistachos y castañas son simplemente demasiado altos en carbohidratos.

Leche y Productos Lácteos Bajos en grasa

Si bien los productos lácteos completos están aprobados en la dieta cetogénica, trate de evitar la leche y los productos lácteos con bajo contenido de grasa, ya que ambos contienen más carbohidratos. En su lugar, quédese con quesos con grasa, crema agria y crema batida.

Edulcorantes Naturales

Estos edulcorantes, aunque sean bajos en el índice glucémico, aumentarán el nivel de azúcar en la sangre y también tienen un alto contenido de carbohidratos.

Edulcorantes Artificiales

Algunas personas pueden optar por tomar edulcorantes artificiales en la dieta cetogénica, y esa es su elección. Sin embargo, no se recomienda debido a los estudios que muestran sus efectos nocivos para la salud y la posibilidad de que afecten su respuesta a la insulina, independientemente de que sean de cero calorías.

Es posible que observe que la stevia y el eritritol se recomiendan en la dieta cetogénica. Esto se debe a que estas son opciones cero calorías y naturales que no afectan el azúcar en la sangre ni la insulina.

Alcohol

Hay bebidas alcohólicas que no contienen carbohidratos, como el vodka. Sin embargo, todavía no se recomienda porque, cuando su cuerpo quema el alcohol, no podrá procesar ningún alimento o calorías en su sistema; impidiendo así la pérdida de peso. También es más probable que se emborrache y se someta a la resaca con la dieta cetogénica.

Sin embargo, si usted insiste en tomar una pequeña bebida para una ocasión especial, sus mejores opciones serían champán, vino seco, martini seco, tequila, whisky, ron, vodka y brandy.

Capítulo 9: Lista de Compras Cetogénica

Pueden existir ciertos alimentos de los que usted deba mantenerse alejado en la dieta cetogénica y esto puede ser desalentador. Pero eso no significa que la dieta cetogénica sea difícil. Hay muchos alimentos que puede usted disfrutar plenamente, ya sea mientras camina o para una cena sentada. En este capítulo, se proporcionan listas de compras que puede utilizar para planificar sus comidas y para que le resulte más fácil saber qué puede comer, en lugar de lo que no puede comer.

Frutas y Vegetales:

1 onza/28 gr	Rúgula	0.6 net carbs	1 onza/28 gr	Kale	2.2 net carbs
1 onza/28 gr	Alcachofas	1.4 net carbs	1 onza/28 gr	Limones	1.8 net carbs
1 onza/28 gr	Espárragos	0.5 net carbs	1 onza/28 gr	Limas	3.5 net carbs

1 onza/28 gr	Aguacates	0.5 net carbs	1 onza/28 gr	Arándanos Rojos	6.9 net carbs
1 onza/28 gr	Brotes de Bambú	0.9 net carbs	1 onza/28 gr	Lechuga (Romana)	0.3 net carbs
1 onza/28 gr	Remolacha verde	0.2 net carbs	1 onza/28 gr	Hongos (Blancos)	0.6 net carbs
1 onza/28 gr	Moras	1.4 net carbs	1 onza/28 gr	Quimbombó	1.1 net carbs
1 onza/28 gr	Arándano azul	3.4 net carbs	1 onza/28 gr	Aceitunas	2.2 net carbs
1 onza/28 gr	Repollo Chino	0.4 net carbs	1 onza/28 gr	Cebollas (amarillas)	2.1 net carbs
1 onza/28 gr	Brócoli	1.2 net carbs	1 onza/28 gr	Perejil	0.9 net carbs
1 onza/28 gr	Brotes de Brócoli	0.3 net carbs	1 onza/28 gr	Pimentones	1.0 net carbs
1 onza/28 gr	Broccolini	1.0 net carbs	1 onza/28 gr	Auyama	1.7 net carbs
1 onza/28 gr	Coles de Bruselas	1.4 net carbs	1 onza/28 gr	Verdolaga	2.4 net carbs
1 onza/28	Repollo	0.9 net	1 onza/28	Redicho	1.0 net

gr	(verde)	carbs	gr		carbs
1 onza/28 gr	Repollo (napa)	0.6 net carbs	1 onza/28 gr	Rábano	0.6 net carbs
1 onza/28 gr	Coliflor	0.8 net carbs	1 onza/28 gr	Frambuesas	1.5 net carbs
1 onza/28 gr	Apio	0.6 net carbs	1 onza/28 gr	Ruibarbo	3.3 net carbs
1 onza/28 gr	Acelga	0.6 net carbs	1 onza/28 gr	Nabo	1.0 net carbs
1 onza/28 gr	Berza	0.7 net carbs	1 onza/28 gr	Cabello de Ángel	3.9 net carbs
1 onza/28 gr	Arándano	2.1 net carbs	1 onza/28 gr	Espinaca	0.4 net carbs
1 onza/28 gr	Pepinos	0.9 net carbs	1 onza/28 gr	Fresas	1.6 net carbs
1 onza/28 gr	Grosella	1.7 net carbs	1 onza/28 gr	Calabaza de Verano	0.6 net carbs
1 onza/28 gr	Rábano Daikon	0.7 net carbs	1 onza/28 gr	Tomates	1.9 net carbs
1 onza/28 gr	Hojas de Diente de León	1.7 net carbs	1 onza/28 gr	Nabos	1.3 net carbs

1 onza/28 gr	Berenjenas	0.6 net carbs	1 onza/28 gr	Hojas de nabo	1.1 net carbs
1 onza/28 gr	Endivia	0.0 net carbs	1 onza/28 gr	Berro	0.3 net carbs
1 onza/28 gr	Hinojo	1.1 net carbs	1 onza/28 gr	Calabacín	0.6 net carbs
1 onza/28 gr	Judías Verdes	1.0 net carbs			
1 onza/28 gr	Jícama	1.1 net carbs			

Lácteos:

1 onza/28 gr	Queso Azul	0.7 net carbs
1 onza/28 gr	Brie	0.1 net carbs
1 onza/28 gr	Cheddar	0.1 net carbs
1 onza/28 gr	Colby	0.7 net carbs
1 onza/28 gr	Requesón (2% grasa)	1.0 net carbs
1 onza/28 gr	Requesón (cremoso)	0.9 net carbs
1 onza/28 gr	Queso Crema	1.1 net carbs
1 onza/28 gr	Feta	1.1 net carbs

1 onza/28 gr	Queso de Cabra (suave)	0.2 net carbs
1 onza/28 gr	Queso de Cabra (duro)	0.6 net carbs
1 onza/28 gr	Gouda	0.6 net carbs
1 onza/28 gr	Crema Espesa	0.8 net carbs
1 onza/28 gr	Mozzarella (leche completa)	0.6 net carbs
1 onza/28 gr	Parmesano	0.9 net carbs
1 onza/28 gr	Ricota (Leche completa)	0.9 net carbs
1 onza/28 gr	Crema Agria	0.7 net carbs
1 onza/28 gr	Suizo	1.5 net carbs
1 onza/28 gr	Yogurt (natural)	1.3 net carbs

Nueces y Semillas:

1 onza/28 gr	Almendras	2.0 net carbs
1 onza/28 gr	Mantequilla de Almendras	2.0 net carbs
1 onza/28 gr	Harina de Almendras	2.0 net carbs
1 onza/28 gr	Nueces del Brasil	1.4 net carbs
1 onza/28 gr	Semillas de Chía	
1 onza/28 gr	Harina de Linaza Dorada	1.1 net carbs

1 onza/28 gr	Avellanas	2.0 net carbs
1 onza/28 gr	Macadamia	1.6 net carbs
1 onza/28 gr	Pecanas	1.2 net carbs
1 onza/28 gr	Nueces Pili	1.1 net carbs
1 onza/28 gr	Piñones	2.7 net carbs
1 onza/28 gr	Semillas de Amapola	2.2 net carbs
1 onza/28 gr	Semillas de Sésamo	3.3 net carbs
1 onza/28 gr	Aceite de Semillas de Sésamo	0 net carbs
1 onza/28 gr	Semillas de Girasol	3.2 net carbs
1 onza/28 gr	Mantequilla de Semillas de Girasol sin Azúcar	1.3 net carbs
1 onza/28 gr	Tahini	5.2 net carbs
1 onza/28 gr	Nueces	2.0 net carbs

Proteínas:

Carne	Huevos	Vieiras
Pollo	Pescado	Calamar
Almejas	Cordero	Tempeh
Cangrejo	Mejillones	Tofu
Cangrejo de Río	Pulpo	Cerdo
Pato	Vísceras	Sardinas (enlatadas en aceite de oliva)
Edamame	Faisán	

Grasas:

Aceite de Aguacate	Aceite de Coco	Aceite de Macadamia	Aceite de Oliva	Aceite de nueces
Mantequilla de Cacao	Manteca de cerdo	Aceite de MCT	Aceite de Semillas de Sésamo	

Misceláneos:

Aderezo Griego (Primal Kitchen)	Stoka barra energética	Zevia soda
Aderezo Ranch (Primal Kitchen)	Sal del Himalaya	Zevia Energy
Vinagreta Balsámica (Primal Kitchen)	Harina de Coco	Eritritol
Aderezo César (Primal Kitchen)	Polvo de Suero	Gotas de Hoja Dulce
Mayonesa (Primal Kitchen)	Tallarines Konjac	Edulcorante de Monkfruit (Lakanto)
Aminoácidos de coco	Gotas de Agua (SweetLeaf)	Polvo de Electrolitos (Ultima)
Cetonas Exógenas (Perfect Keto)	Potenciador de Agua (Stur)	Chocolate Negro 70% (Lily's)
Jarabe con sabor a Arce (Lakanto)	Colágeno en Polvo	Pods de Energía (KetoGeek)
Barras Energéticas	Salsa Marinara Victoria	Keto Kreme

| (Keto Bars) | | (Pruvit) |

Capítulo 10: Un Plan Cetogénico de Comidas de 21 Días

Cada vez que usted comienza una nueva dieta puede ser difícil saber qué puede comer al principio. Después de todo, es completamente diferente a su forma de vida anterior. En este capítulo, se proporciona un plan de comidas de veintiún días que le ayudará a que el cambio sea lo más fácil posible. Usted no tendrá que romperse el cerebro intentando pensar en algo para comer porque, como pronto aprenderá, hay muchas posibilidades. Se ofrecen muchas opciones, pero si desea que la dieta sea lo más fácil posible, es posible que desee limitar su plan de comidas a solo unos pocos platos selectos que puede disfrutar repetidamente.

Semana Uno:

	Domingo	Lunes	Martes
Desayuno	Masa Fathead De Queso Danesa	Frittata de Vegetales	Pudín de Mantequilla de almendras, chocolate y Chía

Almuerzo	Salchicha baja en carbohidratos envuelta en tocino y asada. Se sirve con mayonesa, aderezo Primal Kitchen o guacamole, acompañado de verduras.	Ensalada De Huevo Con Cortezas De Cerdo acompañada De Verduras	Ensalada César con aderezo Primal Kitchen
Bocadillo	Fat Bomb de Crema de Mantequilla	Chocolate Negro Lily	Cortezas de Cerdo
Cena	Tallarines Konjac con camarones Thai al Curry	Cazuela de Jalapeño Popper	Bol de Burrito con carne, Lechuga, Guacamole, cebollas, Tomates, Cilantro, Queso y Crema Agria.

	Miércoles	Jueves	Viernes	Sábado
Desayuno	Huevos fritos con tocineta y tomate	Café Bulletproof Salchicha de desayuno y fresas	Huevos revueltos con hongos y queso	Panquecas sin Granos

Almuerzo	Hamburguesa de Carne con tocineta, Queso, Mayonesa envuelta en lechuga o servida sobre ensalada	Ensalada Cobb con huevo, tomate, pollo, tocino, queso y aguacate	Ensalada de Atún y Aguacate	Todos los ingredientes de la lasaña mezclados en un Bol menos los tallarines
Bocadillo	Fat Bombs de masa de galletas de chocolate chips	Fat Bombs de Matcha	Corteza de almendra y frambuesa de chocolate	Torta de queso instantánea con crema batida y fresas
Cena	Alitas picantes con salsa de queso azul y verduras de temporada	Perros calientes sin pan, servidos con sus ingredientes favoritos y una guarnición de verduras	Pollo Asado Con Espárragos Y Salsa Holandesa	Wraps de lechuga rellenos de ensalada de pollo con tocino y tomate.

Semana Dos:

	Domingo	Lunes	Martes
Desayuno	Hash Browns, coliflor y huevos	Masa de Fathead de salchicha desayuno y bolitas	Rollos de jamón con queso y huevo

		de queso	
Almuerzo	Sopa de crema de hongos	Salteado De Brotes y Pollo Con Semillas De Sésamo	Sopa de brócoli con queso Cheddar
Bocadillo	Fat Bombs de Mocha	Tots de coliflor y queso Cheddar.	Hummus De Coliflor Con Rodajas De Pepino
Cena	Salteado de pollo y semillas de Sésamo	Salmón Asado Con Mantequilla Y Alcaparras	Albóndigas de Stroganoff de carne Sobre Fideos De Calabacín

	Miércoles	**Jueves**	**Viernes**	**Sábado**
Desayuno	Muffin de chocolate sin granos en una taza	Requesón, Café Bulletproof y bayas	Huevo al Horno con Tocino y Salchicha	Panqueca libre de granos y sándwiches de huevo de desayuno
Almuerzo	Ensalada de tomates y sardina	Sándwich de Jamón y Queso con pan sin hidratos o Cloud bread	Wraps de jamón, queso crema, queso Cheddar, y pepinos encurtidos	Sándwich de queso al grill con pan nube

Bocadillo	Pedacitos de coliflor asada	Graten de queso y calabacín de verano	Fat Bombs de almendras y chocolate	Huevos rellenos con tocino
Cena	Pollo con mantequilla de limón y Brócoli	Pizza de corteza de coliflor con sus ingredientes favoritos	Cabello de Ángel con tocino, carne de res, queso y salsa Marinara de Victoria	Pollo Cordon Bleu Con Ensalada

Semana Tres:

	Domingo	Lunes	Martes
Desayuno	Gofres sin cereales	"Maíz" caliente de Salchicha de Desayuno envuelto en masa Fathead	Tahini y batido de coco con proteína en polvo y cetonas exógenas
Almuerzo	Sándwich de pan de nube caliente con tapenade de aceitunas, jamón y queso suizo	Sopa Medley De Verduras	Sopa Cremosa De Pollo Con Queso Cheddar
Bocadillo	Fat Bombs de Mantequilla de almendras y chocolate	Palitos de queso Mozzarella en costra de almendras y salsa	Fat Bom de Pastel de queso de lima

		Marinara de Victoria	
Cena	Tallarines Konjac de macarrones y queso	Pechuga Asada, Coles De Bruselas, Rábanos Asados	Lasaña De Berenjenas

	Miércoles	**Jueves**	**Viernes**	**Sábado**
Desayuno	Muffins de arándanos sin granos	Huevos rellenos y Aguacate	Wrap de Berza con huevo, queso, y tocino Bacon	Gofres de chocolate con trocitos de chocolate de Lily y crema batida
Almuerzo	Aguacates horneados rellenos de huevo	Sopa de crema de calabaza	Pan de nube con queso a la plancha con cebollas salteadas y queso de su elección acompañado de vegetales	Ensalada de Kale con nueces, queso azul, arándanos y el aderezo a elección de Primal Kitchen
Bocadillo	Fat Bombs de coco y limón	Galletas de chispas de chocolates y almendras de Lilys	Queso y Nueces	Wraps de Jamón y Queso

| **Cena** | Fideos de calabacín con camarones y ajo a la Alfredo | Champiñones Rellenos a La Parrilla | Pescado Asado Con Cilantro, Limón Y Ensalada De Col | Tofu marinado con sésamo y brotes de soya |

Como usted puede ver, hay una gran variedad de platos que puede disfrutar en la dieta cetogénica. Si bien este plan de menú es para personas con la dieta cetogénica estándar, puede adaptarlo fácilmente para que sea vegano, vegetariano o sin lácteos. También puede adaptarse a muchas otras alergias alimentarias en esta dieta.

Capítulo 11: Preparación de Comidas Cetogénicas

Una de las razones más importantes por las que las personas se abstienen de comenzar una dieta, incluso si quieren perder peso o mejorar su salud, es el tiempo que le lleva. Si usted no puede escoger comida rápida o congelada fácilmente, usted no puede comer cualquier cosa. Sin embargo, la dieta cetogénica no tiene por qué ser difícil. Hay muchas comidas fáciles y rápidas que puedes disfrutar una y otra vez cuando esté ocupado.

Sin embargo, si usted prefiere una buena comida casera, puede hacer uso de la planificación y preparación de las comidas para tener una buena comida caliente lista para usted al final del día o ya empacada para llevar al trabajo por la tarde.

¿Por qué hacer un Plan lde Preparación de Comidas?

Planear y preparar sus comidas puede ahorrarle mucho tiempo. Esto se debe a que, en lugar de tener que pensar diariamente en lo que usted puede comer, pasar por la despensa mientras está estresado y hambriento y luego cocinar, ya tiene toda su comida lista. Caliéntela o póngala en la olla de barro por la mañana para que se pueda cocinar por la noche. Esto también limita enormemente su probabilidad de salirse del carril y comer algo que no sea keto cuando tenga hambre, porque ya tendrá toda la comida que necesita preparada.

Además de ahorrarle tiempo, también hay otros beneficios para la planificación y preparación de las comidas. Una forma en que puede ayudar, es ahorrando su energía mental. Los humanos solo tienen una cierta cantidad de energía, tanto física como mental que podemos gastar en un día. Cada vez que tenemos que elegir, ya sea qué vestir o qué comer, estamos consumiendo una pequeña cantidad de esta energía mental. Esto es especialmente cierto cuando se trata de tomar decisiones cuando estamos cansados, estresados o con hambre.

Es posible que usted haya escuchado que las personas altamente exitosas a menudo usan el mismo atuendo todos los días, o limitan la cantidad de opciones que tienen. Eso es exactamente por esta razón. Estas personas limitan las pequeñas decisiones ordinarias que pueden para que luego puedan gastar su energía mental en asuntos más importantes.

Si reserva un día a la semana, o incluso cada dos semanas, para planificar y preparar sus comidas, entonces puede tener toda una semana sin tener que pensar o tomar decisiones sobre los alimentos. Esto abrirá oportunidades para que pueda continuar su carrera, cuidar de su hogar o salir y disfrutar del tiempo con sus amigos.

Lo crea o no, todavía hay más beneficios derivados de la planificación y preparación de comidas. Este método de planificación anticipada puede ahorrarle dinero, algo de lo que en esta economía todos podemos beneficiarnos. Cuando usted planifica y compra una vez por semana, puede comprar más alimentos a granel, comprar en las tiendas y desperdiciar menos alimentos. Esto no solo es bueno para su bolsillo, sino también para el medio ambiente. En lugar de gastar dinero en un restaurante de comida rápida o comprar una comida cara, puede planificar con anticipación para que las comidas de toda la semana se ajusten a su presupuesto establecido. Para aprovechar al máximo esto, asegúrese de revisar las revistas de venta de la tienda cuando haga su planificación para que pueda obtener las mejores ofertas posibles.

Por último, usted puede hacerlo más saludable con el tamaño de porción correcta cuando planifique y prepare con anticipación. No se limite a comer lo que "parece" la cantidad correcta porque ya sabrá el tamaño exacto de la porción correcta. Esto le ayudará a mantenerse en la cetosis y no comer demasiadas o pocas calorías. Puede tener una dieta más completa con una variedad de verduras y otros ingredientes, en lugar de comer siempre lo mismo. En general, hay muchos beneficios.

¿Cómo Planificar y Preparar sus comidas?

Para empezar, usted necesita planificar sus comidas. Si está buscando ahorrar tanto dinero como sea posible, primero querrá las revistas de venta locales y ver en qué puede obtener las mejores ofertas, y luego planificar un menú alrededor de esos ingredientes. De lo contrario, puede tener una lista de sus comidas keto favoritas, usar el plan de comidas de veintiún días del capítulo anterior para inspirarse o buscar en línea una enorme cantidad de deliciosas recetas cetogénicas. Afortunadamente, más personas han descubierto los beneficios de la dieta cetogénica, lo que significa que hay muchas recetas y recursos para facilitar el proceso.

Después de encontrar algunas de las recetas cetogénicas favoritas, asegúrese de guardarlas. Puede crear una carpeta de marcadores, un tablero de Pinterest o usar un libro de recetas en línea. Independientemente de lo que elija, debe asegurarse de no perder nunca el rastro de sus recetas favoritas.

La planificación de las comidas puede ayudarle a mantener las cosas simples, ya que le evita la planificación excesiva y tener demasiadas comidas para preparar. Por lo tanto, comience con algunas comidas para cada tipo de comida que sean fáciles de preparar. Se sugiere elegir comidas que a usted no le importaría comer dos o tres veces a la semana. Luego, si puede manejar la preparación de esa cantidad, puede aumentar la variedad de comidas en una semana.

Recuerde darle seguimiento a sus índices macros. Cuando usted cree un plan para un día, no elija hacer un montón de platos con alto contenido de carbohidratos el mismo día. De lo contrario, superará su límite de carbohidratos. Use las calculadoras de nutrición en línea para asegurarse de que el plan de todo el día se encuentre dentro de su índice. Vigile también el índice micro, asegurándose de que obtiene suficientes vitaminas y minerales.

Una de las ventajas de esto es que usted no tendrá que preocuparse por pesar y medir todos los alimentos diariamente. Solo tendrá que hacer esto un día a la semana, o cada dos semanas, durante la etapa de preparación, y luego estará listo para comenzar.

Una vez que usted haya hecho su plan, debe encontrar un día en el que pueda comprar todas las semanas. Si puede comprar el mismo día, esto es lo mejor porque necesita asegurarse de que siempre tenga comidas planificadas y preparadas, y si va de compras más tarde de lo normal, entonces no tendrá comida lista. Sin embargo, teniendo en cuenta esto tenga algunas comidas caseras en el congelador para emergencias y momentos de mucho trabajo. Si las compras son difíciles debido a la falta de tiempo, muchas tiendas ahora están ofreciendo entregar sus víveres directamente a su automóvil, lo que le permite ahorrar horas en el tiempo.

Después de las compras, usted debe guardar inmediatamente los alimentos y preparar las frutas y verduras frescas. Esto no solo hará que el proceso de cocción sea más fácil, sino que también mantendrá sus productos frescos por más tiempo. Muchos envases promueven la longevidad de la frescura de las frutas y verduras. Es preferible no dejar las fresas y lechuga para más adelante en la semana, pues es muy probable que se pudran.

Durante este proceso, también puede marinar o añadir sal a cualquier carne o tofu que pueda necesitar. De esta forma estará listo para cocinar cuando prepare las comidas.

Reducirá enormemente su tiempo de cocción si practica la cocción de varios elementos simultáneamente. La multitarea en la cocina es extremadamente importante para trabajar de manera eficiente. Por ejemplo, si tiene un pollo asado en el horno, también puede asar vegetales o tofu a la misma temperatura.

Por otra parte, si está cocinando una salsa en la cocina, ¿por qué no cocinar otras cosas en el fuego al mismo tiempo? De esta manera, puede pasar menos tiempo mirando la comida mientras se cocina, ya que no tendrá que hacerlo una y otra vez. Esto también ayuda porque si algunos platos requieren los mismos ingredientes, no tendrá que sacarlos de la nevera y guardarlos varias veces; puede usarlos todos a la vez.

Una vez que los platos precocinados de comida estén preparados, usted puede repartirlos en recipientes de forma proporcionada. Esto es especialmente útil si usted es la única persona que come estos platos o si quiere comerlos sobre la marcha. Si solo prepara los platos en un día y planea cocinarlos al día siguiente, puede guardarlos fácilmente en un recipiente grande hasta que planee utilizarlos. Esto puede ser especialmente útil para las comidas congeladas.

Equipo Útil:

Hay una gran cantidad de equipos que pueden ayudarle a que su cocina funcione de manera más eficiente, lo que le ayudará a completar su tarea de forma que ahorrará tiempo. Si bien es imposible enumerar todas las herramientas, es posible que necesite, por ejemplo, una espátula o una cuchara de madera. Lo siguiente le presentará algunos elementos específicos que pueden hacer que el estilo de vida de preparación de alimentos sea más manejable.

Planificador

Usted necesitará un planificador de buena calidad que le sea fácil para planificar sus comidas, listas de compras, índice macro y una lista de tareas para preparar las comidas. Hay una gran cantidad de planificadores en el mercado, y puede obtener el que mejor se adapte a su estilo. Sin embargo, algo simple e incluso en blanco puede ser lo más productivo para esto. Puede obtener cuadernos de bajo costo para este propósito, pero si desea hacer todo lo posible, puede obtener un diario de viñetas. Estos son realmente populares en la comunidad de planificadores por una buena razón.

Son completamente personalizables y son de un tamaño práctico. Son lo suficientemente grandes como para satisfacer sus necesidades, pero lo suficientemente pequeños como para caber fácilmente en una bolsa y llevarlos sobre la marcha.

Recipientes de almacenamiento de vidrio

Estos recipientes de almacenamiento pueden ser más caros que los de plástico, pero son más saludables, mejor para el medio ambiente, soportan alimentos pesados y no se manchan. Estos envases de vidrio se han vuelto mucho más populares por una buena razón. ¡Incluso puede cocinar en ellos las porciones que consumirá, lo que significa menos platos para limpiar!

Recipientes de Almacenamiento de Plástico

Si bien los recipientes de vidrio son superiores, también es una buena idea tener a mano algunos recipientes de plástico grandes. Esto puede ser útil cuando se quieren congelar líquidos como caldo casero o consomé. Si coloca el caldo en un recipiente de vidrio y luego lo congela, el líquido congelado se expandirá levemente, haciendo que el vidrio potencialmente se rompa. Estos también tienden a apilarse muy bien y pueden contener comidas congeladas.

Por esta razón, es preferible usar recipientes de vidrio en la nevera y recipientes de plástico en el congelador.

Frascos de vidrio

Estos frascos de vidrio vienen en una gran variedad de tamaños e incluso pueden usarse para enlatar, si usted está interesado en eso. Son especialmente convenientes para almacenar el caldo, el café frío y las salsas en el refrigerador. Es mejor comprarlos en sus diferentes tamaños, ya que los pequeños pueden ser útiles cuando usted solo tiene una pequeña cantidad de salsa para almacenar, y los grandes pueden ayudarle cuando tiene que almacenar un caldo o café frío.

Procesador de Alimentos

El procesador de alimentos puede ahorrarle una gran cantidad de tiempo, pues sirve cada vez que necesite cortar alimentos en rodajas gruesas, en cubitos finos o triturarlos. No tendrá que luchar más con un pedazo de queso y un rallador de mano. Ya no arriesgará sus dedos al usar un cuchillo. Los procesadores de alimentos pueden ahorrarle tiempo, energía y potencialmente prevenir la pérdida de sangre. Vienen en una variedad de tamaños. Puede obtener los más grandes apropiados para cortar una coliflor entera o pequeños que funcionan bien con una sola cebolla pequeña.

Licuadora

Las licuadoras son maravillosas cuando usted quiere un batido, merengada, salsa suave o una sopa cremosa. Si bien es posible que no le importe derrochar dinero y comprar el Vitamix de gama alta, que es una herramienta increíble para todo propósito, hay muchas marcas económicas de bajo costo. Usted no tiene que gastar una fortuna para conseguir una licuadora de alta calidad. Las licuadoras KitchenAid, Oster y Ninja son todas de alta calidad y tienen precios que se adaptan a la mayoría de los presupuestos.

Batidora de Inmersión

Usted la necesitará cunado quiera hacer una sopa o mezclar una salsa y no quiere pasar por la molestia de ensuciar toda la licuadora o transferir un líquido caliente a la licuadora. Usted debe tener mucho cuidado al licuar líquidos calientes, ya que podrían rociar la parte superior de la licuadora o, lo que es peor, hacer que la licuadora se rompa. Afortunadamente, con una licuadora de inmersión, usted no tendrá estos problemas. Usar una es tan simple como enchufarla en un tomacorriente y moverla alrededor de su olla, como lo haría con una cuchara.

Espiralizador de Vegetales

Estas espiralizadoras son una herramienta maravillosa para cualquier persona que esté siguiendo una dieta saludable de alimentos integrales, y eso incluye a las personas que siguen el estilo de vida cetogénico. Simplemente puede colocar un vegetal en el espiralizador, y en segundos, tendrá fideos de vegetales hechos en casa. También, usted puede comprar verduras en espiral en la tienda si intenta ahorrar energía, pero debe saber que aumentan el precio.

El vegetal más popular y versátil para convertir en fideos es el calabacín. ¡Se convierten en un delicioso fideo con el que se pueden hacer pastas y sopas, incluso se pueden hacer unos deliciosos macarrones con queso y tocino!

Olla a Presión

Mientras que las ollas de presión solían ser difíciles de usar, ahora hay ollas a presión eléctricas que han conquistado al mundo y por una buena razón. Estas ollas a presión son extremadamente fáciles de usar, seguras y aceleran la cocción entre dos tercios y tres cuartos del tiempo que de otro modo tardaría. También pueden actuar como una olla de barro y mantener su comida caliente después de que se termine de cocinar. La marca más popular y querida es Instant Pot, pero muchas otras tienen características similares, como la de Hamilton y la de Gourmia.

Olla de Barro

Esta es una herramienta maravillosa, especialmente para cualquier persona con un estilo de vida ocupado que siempre está en movimiento, y no nos engañemos, es casi todo el mundo. Con una olla de cocción lenta, puede colocar fácilmente una comida congelada o refrigerada que previamente usted preparó en el interior del forro y dejar que se cocine todo el día a baja temperatura o encenderla varias horas antes de la cena y tener una comida deliciosa y fresca. Esto es especialmente útil para las personas que tienen un trabajo, pero que aún quieren volver a casa y cenar una comida recién cocinada.

Sartén Grande

Pude elegir cualquier tipo de sartén antiadherente, de acero inoxidable o de hierro fundido. Sin embargo, necesita una sartén grande de buena calidad donde pueda cocinar una gran cantidad de alimentos a la vez. Si está acostumbrado a cocinar solo para usted, entonces es posible que no tenga una sartén grande, pero es importante que cuando prepare la comida tenga suficiente espacio en la sartén para cocinar varias comidas simultáneamente.

Bandeja para Hornear

Estas vienen en una variedad de tamaños, y realmente no importa cuál compre siempre que tenga una base plana y sea grande. Es muy útil si usted quiere algo lo suficientemente grande como para cocinar mucha comida al mismo tiempo. Por otro lado, también podría serle útil tener a mano unas cuantas mini bandejas para hornear, de modo que, si desea cocinar una hamburguesa individual o cualquier otra cosa en una porción pequeña, no ensuciará una cacerola grande.

Molde de vidrio de 9x13 pulgadas

Estos moldes son maravillosos para asar pollo, hacer una gran torta keto y asar verduras. Realmente, las posibilidades de uso de este molde son infinitas. Incluso, usted puede encontrar algunos con tapas que facilitan asar un plato en el molde y luego guardarlo en la nevera allí mismo para más tarde en la semana.

Esteras antiadherentes y papel pergamino

Estos dos utensilios son infinitamente útiles. Lo último que usted desearía después de cocinar un plato es encontrarlo pegado a la sartén. Estos utensilios evitan que los alimentos se peguen y también facilitan la limpieza de los platos. Las alfombras antiadherentes están hechas típicamente de silicona y se pueden usar muchas veces, pero el papel de pergamino solo se puede usar una vez. Sin embargo, es útil tener ambos a mano, ya que si bien el papel de pergamino no es tan económico o ambiental, se puede cortar del tamaño exacto de la bandeja.

Rejillas de Enfriamiento de Metal

Estas rejillas de enfriamiento se usan a menudo para productos horneados como las galletas. Puede pasar las galletas de la bandeja en cuanto terminen de cocinarlas y dejar que se enfríen en la rejilla para que no se quemen los fondos de las galletas. Sin embargo, estos bastidores también tienen muchos otros usos. Por ejemplo, puede colocar uno (con las patas dobladas) sobre una bandeja para hornear y luego colocar el tocino en la rejilla. Esto ayuda a que el tocino se cocine en el horno de una manera uniforme y rápida.

Balanza de Cocina Digital

Una balanza de cocina digital es una necesidad en la dieta cetogénica. La simple medición de su comida a menudo no es fiable, especialmente cuando se trata de pesar frutas y verduras. Como no son uniformes como para medir la cantidad en una taza medidora como en el caso de la harina de almendra, usted no tendrá una idea correcta de cuánto está comiendo exactamente. Pero con una balanza digital, usted puede saber cuántos gramos, onzas o libras pesa un ingrediente determinado. Esto le dará mucho más control sobre su índice macro, lo que posiblemente ayude en su pérdida de peso.

Tabla de Picar grande

Cuando usted esté preparando las comidas, realmente valdrá la pena tener una tabla de cortar grande. No es útil usar un plato, ya que al cortar un artículo grande resulta demasiado incómodo y pequeño. El mostrador, por otro lado, está cubierto de gérmenes, e incluso si lo limpia, lo último que debe hacer es colocar pollo en su mostrador. Esto solo le dará a usted, y a todos los demás, el efecto de salmonela. Una tabla de cortar de plástico simple funciona mejor, ya que la salmonela y otras bacterias se absorberán en tablas de madera y de bambú.

Cuchillo de Chef Grande

Usted necesitará un cuchillo de alta calidad, extremadamente afilado y bien cuidado. Si la hoja de un cuchillo se desafila, entonces puede deslizarse y es más probable que cause lesiones. Incluso, si usted solo puede pagar un cuchillo de alta calidad, trate de obtener un cuchillo de chef grande. Estos son especialmente útiles para cortar en la calabaza, como el espagueti o cabello de ángel o la calabaza de bellota, que es muy difícil de abrir.

Pelador de Mano

No es recomendable usar el cuchillo para pelar todos sus productos, ya que es más probable que se lastime. Más bien, trate de encontrar un pelador ergonómico de mano que sea lo suficientemente afilado. Esto también le ahorrará tiempo porque la mayoría de las personas pueden pelar con un pelador mucho más rápido que con un cuchillo.

Cajas Bento

Estas cajas, llamadas "bento" en japonés, se han vuelto cada vez más populares en los países occidentales. Son increíblemente útiles, ya que tienden a tener múltiples compartimentos en los que puede incluir diferentes alimentos, tienen un tamaño perfecto y pueden lavarlos y reutilizarlos fácilmente. Hay una gran cantidad de cajas de bento, especialmente si busca en línea, por lo que no es difícil encontrar la que mejor se adapte a sus necesidades. Esto ayudará enormemente a cualquiera que necesite comer en cualquier lugar, ya sea que necesite almorzar en el trabajo o un bocadillo entre recados.

Utensilios Plásticos Reutilizables

Si bien puede usar utensilios de plástico desechables, estos no son buenos para el medio ambiente. Tener algunos utensilios reutilizables y livianos, que se puede guardar con su bento, hará que sea mucho más fácil comerlos mientras viaja, sin importar si está en un parque, en su automóvil o en la oficina.

Bolsa Aislada

Puede encontrar bolsas aisladas y pequeñas cajas para hielo en la mayoría de las tiendas. Si usted coloca algunas bolsas de hielo reutilizables en ellas, mantendrán su comida fría durante horas. Esta es la manera perfecta de llevarse la comida con usted sin correr el riesgo de bacterias. Esto ayudará enormemente a cualquiera que tenga que estar fuera de casa por un período de tiempo prolongado y que no quiera correr el riesgo de salir a comer. Es tan fácil como hacer un bento keto y almacenarlo hasta que tenga hambre.

Si bien todas estas herramientas son útiles, no es necesario tenerlas todas para practicar la planificación y preparación de las comidas. Claro, una olla a presión ahorra tiempo en la cocina, pero si no tiene los fondos, no arruinará su experiencia. Las herramientas enumeradas aquí tienen el propósito de ayudarlo y guiarlo, no limitarlo.

Capítulo 12: Preguntas Frecuentes sobre Keto

Si bien la dieta cetogénica es relativamente simple y fácil, es perfectamente normal tener preguntas cuando usted comienza una dieta y un estilo de vida nuevos. En este capítulo, las preguntas más comunes serán respondidas.

¿Tiene que darle seguimiento a sus Macros?

Sí. Si usted ha estado en la dieta cetogénica durante mucho tiempo, es posible que pueda seguir sin rastrear sus macros todos los días, pero es especialmente importante hacer un seguimiento de todo al principio. Si no lo hace, es probable que obtenga más carbohidratos netos de los que cree, y tenga dificultades para ingresar y mantener la cetosis. También es importante hacer un seguimiento si usted está intentando perder peso porque las grasas son altas en calorías y accidentalmente puede consumir más calorías de lo que cree. Por último, es esencial que su cuerpo tenga suficientes proteínas para mantener su masa muscular magra, y si no está rastreando sus macros, no sabrá si ha comido lo suficiente.

¿Por qué no está perdiendo peso?

La razón más común para un estancamiento en la pérdida de peso es porque las personas dejaron de rastrear sus macros. Dos de las otras razones más comunes son: demasiados productos lácteos o demasiados frutos secos. Trate de disfrutar estos dos artículos con moderación y equilibrio con un montón de vegetales ricos en fibra y bajos en almidón.

¿La Dieta Cetogénica es una moda pasajera?

No, la dieta cetogénica no es una moda pasajera. Hay casi un siglo de estudios científicos sobre la dieta cetogénica debido a sus propiedades de promoción de la salud y de protección del cerebro. Si bien fue diseñada originalmente para la epilepsia, los médicos han descubierto muchos más usos, uno de los cuales es la pérdida de peso.

¿La Dieta Cetogénica es segura?

Sí, en general, la dieta cetogénica es extremadamente segura, y esto se ha demostrado en muchos estudios científicos. Se ha demostrado que esto es cierto tanto cuando la dieta cetogénica se usa por un tiempo corto como cuando se usa para una solución a largo plazo.

Si bien algunas personas pueden experimentar síntomas de "gripe keto", estos no son peligrosos, siempre y cuando la persona se mantenga hidratada y consuma electrolitos. Sin embargo, es mejor que las personas con enfermedad renal la eviten, así como las personas que están embarazadas o amamantando. Si tiene una enfermedad o una enfermedad crónica, hable con su médico sobre cualquier cambio en la dieta.

¿Es la dieta baja en carbohidratos lo mismo que la dieta cetogénica?

Si bien la dieta cetogénica es una dieta baja en carbohidratos, esto no es así, al revés. Esto se debe a que las dietas bajas en carbohidratos no tienen las mismas proporciones de macros que la dieta cetogénica. Por ejemplo, la dieta baja en carbohidratos puede permitir de cincuenta a sesenta carbohidratos netos por día, mientras que esto es el doble de lo que se permite para permanecer en la cetosis.

Su doctor quiere que gane peso, ¿es la dieta cetogénica para usted?

¡Sí! La dieta cetogénica funciona para las personas sin importar sus objetivos de peso. Para perder peso en la dieta cetogénica, simplemente usted deberá tener un pequeño déficit de calorías. Lo mismo es cierto si necesita ganar peso. Simplemente, agregue la cantidad de calorías que se recomiendan para su peso y tipo de cuerpo a fin de aumentar de peso, o si su médico le recomendó una cierta cantidad de calorías, puede usar eso como una guía.

¿Cuánto tiempo se tarda en entrar en la cetosis?

El tiempo que se tarda en entrar en la cetosis es diferente para todos. Algunas personas pueden entrar en cetosis leve dentro de uno o dos días, mientras que las personas con resistencia a la insulina pueden tardar hasta una semana. Después de unos días en la cetosis ligera, usted deberá ingresar una cetosis sostenida, en la que su cuerpo produce las formas más efectivas de cetonas. Esto a menudo lleva de una a dos semanas. Sin embargo, usted puede tardar hasta un mes en adaptarse por completo a la dieta cetogénica y recibir un aumento de los niveles de energía.

¿Cuántos Carbohidratos puede comer?

De veinticinco a treinta es la recomendación habitual, aunque las personas con la dieta cetogénica dirigida pueden agregar treinta carbohidratos netos antes de un entrenamiento. Algunas personas también tendrán un recuento de carbohidratos aún más bajo, tan bajo como diez carbohidratos netos, para ingresar a la cetosis más rápido.

¿Cuánto tiempo puede permanecer en la Dieta Cetogénica?

Los estudios han demostrado que la dieta cetogénica es segura a largo plazo, y generalmente no hay efectos secundarios después de que la persona está completamente adaptada a estar en cetosis. Aunque, si bien es seguro a largo plazo, algunas personas eligen combinar las dietas cetogénica y paleo una vez que alcanzan su peso objetivo. De esta manera, pueden permanecer en una dieta saludable que sea un poco más indulgente que las dietas cetogénicas o paleo por sí solas.

¿Cómo se combate la fatiga durante la Gripe Keto?

Afortunadamente, la gripe keto no dura mucho tiempo, y algunas personas ni siquiera la experimentan. Sin embargo, si usted es una de las personas desafortunadas y siente fatiga y otros síntomas, como resultado de un cambio tan grande en su dieta, hay formas en que puede disminuir los síntomas.

Usted deberá asegurarse de comer más regularmente, evitar el ayuno y no tener un déficit de calorías demasiado alto. Recuerde: si desea bajar de peso, siempre puede disminuir su recuento de calorías después de la primera o segunda semana.

En segundo lugar, intente agregar aceite de coco y aceite MCT en su dieta. El aceite MCT es triglicéridos puros de cadena media, mientras que el aceite de coco contiene aproximadamente un cincuenta por ciento de triglicéridos de cadena media. Estos ácidos grasos de cadena más corta pueden ser absorbidos y utilizados por el hígado para obtener energía mucho más rápido que otros tipos de grasa. Si siente una pausa, entonces puede comer una "fat bomb" o bomba de grasa que contenga aceite de coco o MCT y aumentar su energía rápidamente.

Asegúrese de que está comiendo su índice macro de proteína completa, y cuando lo haga, distribúyala a lo largo del día. La proteína aumenta considerablemente los niveles de energía, y si no come lo suficiente, su cuerpo comenzará a convertir su masa muscular en energía.

¿Cuáles deben ser sus niveles de Cetonas?

Las personas con enfermedades neurológicas y neurodegenerativas, como el Alzheimer o la epilepsia, pueden necesitar niveles más altos de cetonas. Esto se debe a que las cetonas protegen el cerebro de la enfermedad. Sin embargo, muchas personas sanas con una dieta cetogénica, pueden obsesionarse con sus niveles de cetonas porque se creen que el nivel de cetonas debería ser lo más alto posible. Esto no es verdad. A menos que tenga una enfermedad neurológica, no hay ningún beneficio de tener un nivel de cetona especialmente alto.

Mientras su nivel de cetonas se encuentre dentro del estado de cetosis (0,5 mmol / L o superior), recibirá los beneficios de las cetonas. Más cetonas no le ayudarán a perder peso. También es importante recordar que las pruebas de cetonas en la orina y de aliento se volverán menos precisas a medida que su cuerpo sea más eficiente en la creación de cetonas. La forma más precisa para evaluar sus niveles de cetona es con un análisis de cetona en sangre.

¿Por qué tiene Dolores de Cabeza?

La causa más común de dolores de cabeza es la deshidratación. Debido a que los carbohidratos se unen a las moléculas de agua, cuando realiza una dieta baja en carbohidratos, su cuerpo expulsará estas moléculas, dejándole deshidratado y deficiente en electrolitos importantes. Esto también puede causar fatiga.

Afortunadamente, hay una solución simple para esto. Trate de beber al menos la mitad de su peso corporal en onzas de agua todos los días. Incluso más agua que esta, alrededor de un galón, es mejor. Pero asegúrese de que nunca beba más de un litro de líquidos en una hora o su hígado no podrá manejar la carga de trabajo.

Mientras se está rehidratando, es importante recargar también los electrolitos. Si solo se rehidrata, sus electrolitos solo se saldrán del equilibrio. Hay varias mezclas de bebidas de electrolitos keto aprobadas en el mercado, como Ultima Replenisher. Sin embargo, usted también puede tomar píldoras y cápsulas que contienen electrolitos. Deben contener sodio, magnesio, potasio y calcio.

Usted deberá aumentar aún más su consumo de agua y electrolitos si realiza una actividad que le haga sudar mucho, ya que cuando suda, pierde líquidos y electrolitos.

Conclusión

Gracias por leer la Dieta Keto: La ultima guía de la Dieta Cetogénica para la pérdida de peso y la claridad mental, incluida la forma de adentrarse en la cetosis, un plan de comidas de 21 días, consejos para el ayuno Keto para principiantes e ideas para preparar comidas.

Este libro le debe haber proporcionado la claridad mental que necesita para alcanzar sus metas. Ya sea que su objetivo sea perder peso, mejorar su salud o incluso aumentar de peso, la dieta cetogénica es una solución simple y viable. Puede haber muchas dietas de moda por ahí, lo que dificulta saber en qué dieta se puede confiar, pero la dieta cetogénica tiene un siglo de resultados probados y la ciencia está detrás.

A diferencia de las dietas que dicen ayudarle a perder veinticinco libras en dos semanas, solo para terminar de volver a subir de peso, la dieta cetogénica puede ayudarle a perder peso de manera saludable. Usted no destruirá su metabolismo con esta dieta. En su lugar, puede perder peso a un ritmo mantenido y luego conservarlo.

Si usted elige combinar la dieta cetogénica con el ayuno intermitente, descubrirá que no solo es más fácil el ayuno en la dieta cetogénica, ya que su cuerpo tiene cetonas para sostenerse, sino que también recibirá una serie de beneficios para la salud.

Si bien los veganos, los vegetarianos y las personas con alergias a los lácteos pueden sentirse preocupados por la dieta cetogénica, es totalmente posible adaptar sus necesidades y creencias a este estilo de vida. Es posible que vea personas que publican una gran cantidad de imágenes con queso, tocino y mantequilla, pero la dieta cetogénica no requiere estas cosas. Mientras usted pueda comer grasa, puede seguir la dieta cetogénica. Esto incluye grasas saludables, como aguacate, oliva, coco, sésamo y más.

www.ingramcontent.com/pod-product-compliance
Lightning Source LLC
Chambersburg PA
CBHW031147020426
42333CB00013B/553